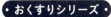

ちょい足し薬膳でおいしく心と体をいたわる

おくすり晩酌

大友育美

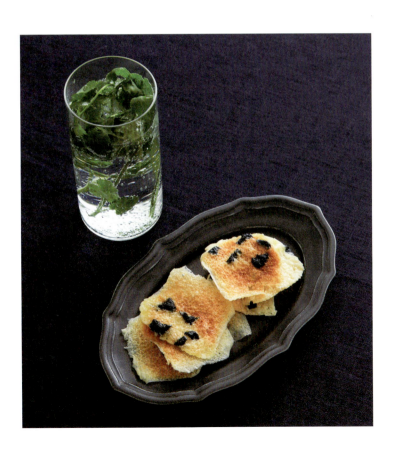

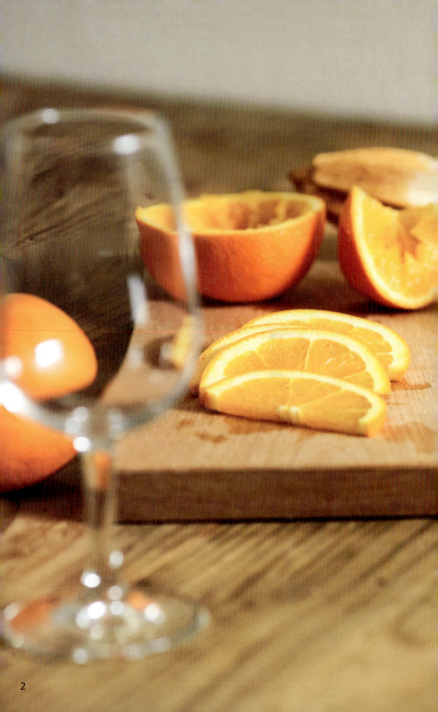

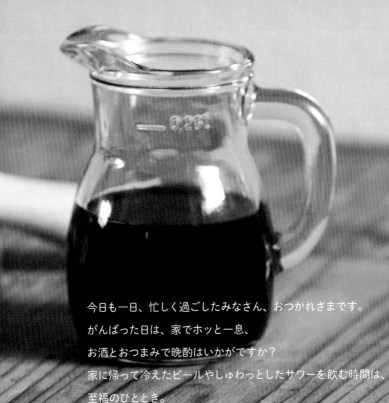

今日も一日、忙しく過ごしたみなさん、おつかれさまです。
がんばった日は、家でホッと一息、
お酒とおつまみで晩酌はいかがですか？
家に帰って冷えたビールやしゅわっとしたサワーを飲む時間は、
至福のひととき。
そこに、おいしいおつまみがあれば最高。
それが、心や体にやさしいものだったらもっとうれしいですよね。

疲れが溜まっていたら、元気になるようなお酒とおつまみを。
肌が乾燥していたら、うるおいを与えてくれるお酒とおつまみを。
気分が落ち込んでいたら、
不安をやわらげてくれるお酒とおつまみを。

そんな風に、その日の体調や気分によってメニューを選んだら、
もっと楽しく元気になれるはずです。

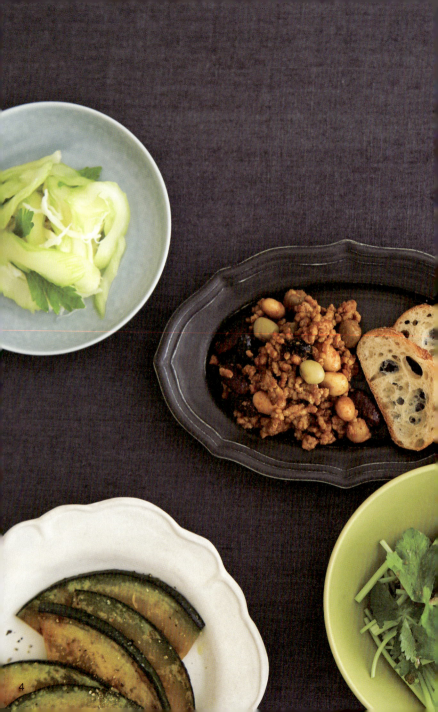

本書では、薬膳の知識を取り入れた
お酒とおつまみのレシピを紹介しています。
「薬膳って難しそう」と思うかもしれませんが、
実はいつも食べているおなじみの食材にも、
うれしい効果があるんです。

ご紹介するのは、お酒とおつまみを合わせても、
10分以内で作れるものばかり。
疲れて帰った日でも、パッと見て作っていただけるように、
説明も簡単にしました。

1章は「体の不調に」、
2章は「美容の悩みに」、
3章は「心の不調に」と、
お悩み別にレシピを紹介していますので、
今日の自分の調子によって、組み合わせてみてください。
「おくすり」のように、心と体をいたわってくれる晩酌で、
明日へのエネルギーをチャージしましょう。

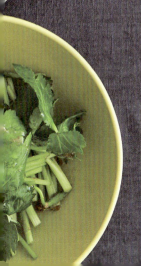

Contents

- 2 はじめに
- 8 お酒のこと
- 10 本書の使い方／お酒の配合

【PART1】体の不調に

疲れが取れない
- 12 ぶどうハイボール×肉すい
- 14 梅干しキール×
  ごまと昆布の目玉焼き
- 16 塩バターかぼちゃ／甘栗パルメザン／辛うま味玉／ゆで卵のレモンチーズソース

ハードワークが続いた
- 18 アボカドスムージー×ごま煮干し
- 20 カカオ日本酒×カレーポップコーン

冷え
- 22 ウイスキーの葛湯風×
  ねぎと桜えびのレンジ蒸し
- 24 赤しそ梅酒×まぐろのポキ

胃もたれ・食べすぎ
- 26 りんごビール×丸ごと玉ねぎ
- 28 アーモンドミルクハイ×
  豆苗しらす蒸し

食欲不振
- 30 ホットワイン×ねぎじゃが
- 32 クラッシュジュレ×温コールスロー

疲れ目
- 34 ブルーベリー・ハイジ×
  セロリおかかレモン
- 36 キャロットアイ×梅醤油にんじん

肩こり
- 38 パセリハイ×焼き納豆
- 40 日本酒七味×
  芽とらっきょうのサラダ

便秘
- 42 桃ビール×
  ピーラーにんじんのおぼろ昆布サラダ
- 44 バナナシナモン×オリーブピーナツ

のぼせ・ほてり
- 46 赤ワインオレンジエード×
  なすのトルコ風
- 48 はちみつレモンワイン×白菜漬け鍋

生理痛
- 50 紅茶プルーン×
  さばとクレソンのカレーシーザードレッシングサラダ
- 52 みょうがハイボール×鮭と焼きパセリ

貧血
- 54 黒ごま豆乳酒×焼きナッツ味噌
- 56 ハイビスカスヨーグルトワイン×
  ツナほうれん草

花粉症・アレルギー
- 58 しそモヒート×
  焼きまいたけのわさび酢がけ
- 60 ミントジュレップ×
  焼きアスパラのごまよごし

夏バテ
- 62 なんちゃってピムス×
  コーンの白和え
- 64 トマトハイ×焼きパイン

- 66 **ノンアルコールドリンク＆おつまみ**

【PART2】美容の悩みに

乾燥肌
- 72 レモンヨーグルトサワー×ほうれん草キッシュ
- 74 ブラッディ・マリー×豆腐ステーキ

アンチエイジング
- 76 りんごの日本酒ソーダ×じゃこ天のにら醤油がけ
- 78 ブルーベリーフィズ×アボカドのごまソース
- 80 黒豆カレーマヨ／三つ葉のアンチョビサラダ／たらこのムッチ／焼きししゃも南蛮

ダイエット
- 82 セミドライしょうがワイン×いか刺しの赤しそ和え
- 84 ホットウーロンウイスキー×おでん
- 86 カレーウスターえのき／鮭フレークのリエット／オクラヨーグルト味噌／ウーロン常夜鍋

むくみ
- 88 パクチーモヒート×海苔チーズせんべい
- 90 ジンジャー・ジンジャー×磯辺コーン

シミ・そばかす・日焼け
- 92 いちごジャムハイボール×レタスと豚肉の煮物
- 94 ベリースパークリング×トマトもずく

髪のパサつき
- 96 オレンジ豆乳焼酎×ズッキーニステーキ
- 98 ミルクビール×揚げ玉しめじ

【PART3】心の不調に

不眠
- 102 ホットハニーミルクウイスキー×アスパラとお麩のだし煮
- 104 スパークリングカモミール×春菊サラダ

イライラ
- 106 キウイハイボール×ピーマンとカマンベール
- 108 グレフルセロリ×いかセロリ

うつうつ・不安
- 110 緑茶梅酒×ひじきとはんぺん
- 112 ミントビール×レバーウスターソース煮
- 114 しょうがラー油ひじき／冷凍小松菜の野沢菜漬け風／ねぎレバー炒め／七味塩りんご

気力がわかない
- 116 冷凍レモンビール×キーマビーンズ
- 118 甘酒レモンビール×うずら卵のマヨグルトソース

ストレス
- 120 ゆずネード×ほくほくにんにく
- 122 アールグレイヴァンショー×オイルサーディン缶のリエット

COLUMN
- 70 薬膳とお酒
- 100 ちょい足しできるスパイス＆ハーブ

- 124 おわりに
- 126 INDEX

お酒のこと

本書で使用しているお酒について、どんな特徴があるのかご紹介します。

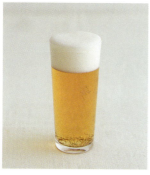

ビール
Beer

大麦を発芽させた麦芽を発酵させて作るのが一般的。なめらかな泡と爽快感のある飲み心地を楽しめます。体を冷やすはたらきがあり、暑さに負けそうなときにぴったり。食欲をアップさせ、消化を促進させる効果も。

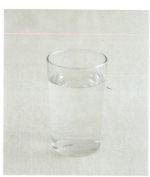

焼酎
Shochu

穀類や芋などを原料とする蒸留酒。糖質はほとんど含まれていません。甘い香りのものも多く、リラックス効果も期待できます。眠れないときに一息つくのにおすすめです。炭酸水や果汁で割ってチューハイやサワーに。

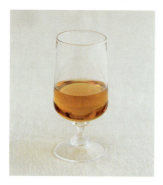

ウイスキー
Whisky

穀物を発酵・蒸留させて作る蒸留酒で、糖質はほとんど含まれていません。カロリーも低くダイエット中におすすめのお酒です。体を温めるはたらきのほか、香りによるリラックス効果も。炭酸水で割ってハイボールに。

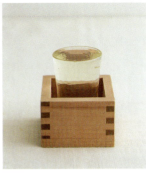

日本酒
Sake

米を発酵させて作る日本酒は、アミノ酸などの栄養が豊富です。製造方法や地域、製造する酒蔵によって種類もいろいろ。体を温め、冷えが原因の不調に効果があります。肌にうるおいを与えるので、化粧品にも用いられます。

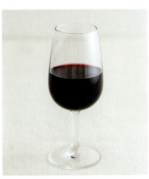

赤ワイン
Red Wine

濃い色のぶどうの果汁を発酵させて作ります。血流をアップさせたり、気（エネルギー）を巡らせたりする効果があり、体を温めて元気にしてくれます。抗酸化作用のあるポリフェノールを含んでいます。

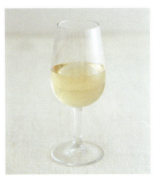

白ワイン
White Wine

白ぶどうの果汁を発酵させて作ります。すっきりとした口当たりで、冷やして飲むのがおすすめです。気（エネルギー）の巡りをよくしてリラックス効果が期待できるほか、体をうるおして乾燥を改善させてくれます。

〈 本書の使い方 〉

体・美容・心のお悩みに合わせて、おすすめのお酒とおつまみの組み合わせを紹介しています。

使用しているお酒をアイコンで示しています。

お酒とおつまみそれぞれについて、どんな効果が期待できるのか、薬膳の考え方を取り入れながら紹介しています。

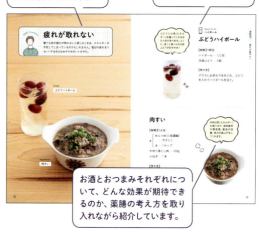

- 1カップ=200㎖（200cc）、大さじ1=15㎖（15cc）、小さじ1=5㎖（5cc）です。
- 電子レンジの加熱時間は600Wのものを使用した場合の目安です。ご使用の電子レンジのW数に合わせて、様子を見ながら加熱してください。
- レシピには目安となる分量や調理時間を表記しておりますが、様子を見ながら加減してください。
- 「野菜を洗う」「皮をむく」「へたを取る」などの基本的な下ごしらえは省略しております。

🥃 お酒の配合

本書ではハイボールやチューハイ類は市販の350ml缶を使用しています。作る場合は以下の配合を参考にしてください。

ハイボール
ウイスキー1：炭酸水4

チューハイ
焼酎1：炭酸水4

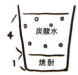

レモンサワー
焼酎1：炭酸水4＋レモン汁小さじ1

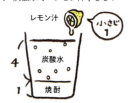

グレープフルーツサワー
焼酎1：グレープフルーツ果汁1：炭酸水3

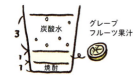

[PART1]

BODY
Condition

体の不調に

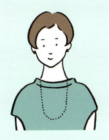

残業続きで疲れが取れない、食欲がない、目が疲れているなど、日常でよく起こる体の不調に合わせたお酒＆おつまみです。遅く帰った日でも簡単に作れるものばかりなので、ぜひ試してみてください！

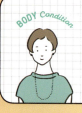

疲れが取れない

BODY Condition

寝ても体の疲れが取れないと感じるときは、エネルギーが不足してしまっているのかもしれません。毎日の疲れをリセットするのにもおすすめのレシピです。

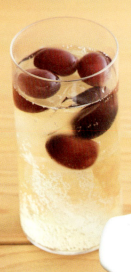

Drink
ぶどうハイボール

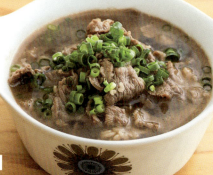

Appetizer
肉すい

ぶどうハイボール

> ぶどうには気（エネルギー）を補ってくれるはたらきがあります。とくに、皮ごと食べられる赤ぶどうがおすすめ！

【材料】1杯分

ハイボール … 1/2缶
冷凍ぶどう … 5粒

【作り方】

グラスにお好みで氷を入れ、ぶどうを入れてハイボールを注ぐ。

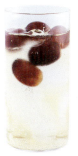

肉すい

【材料】1人分

A ［ めんつゆ（3倍濃縮） … 大さじ2
　　水 … 1カップ ］

牛切り落とし肉 … 100g
小ねぎ … 1本

【作り方】

1. 小鍋にAを入れて沸騰させる。
2. 牛肉を加えてさっと煮て、小口切りにした小ねぎを散らす。

> 牛肉は気（エネルギー）を補うほか、筋肉疲労や倦怠感、貧血の改善、体力の底上げをしてくれます。

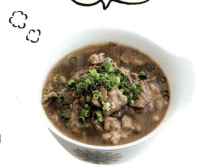

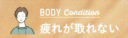
BODY *Condition*
疲れが取れない

Drink
梅干しキール

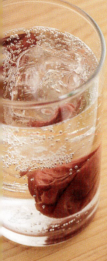

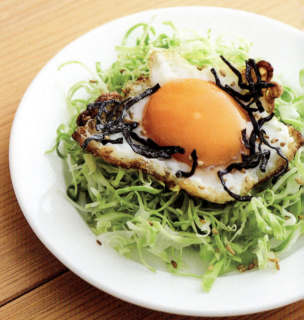

Appetizer
ごまと昆布の目玉焼き

> 梅干しに含まれるクエン酸は、血液中の乳酸などの老廃物を分解して排出させるはたらきがあり、疲労回復に効果的です。

Base Drink
白ワイン

梅干しキール

【材料】1杯分

白ワイン … 1/2カップ
梅干し … 1個
炭酸水 … 1/2カップ

【作り方】

グラスにお好みで氷を入れる。梅干しを入れ、白ワイン、炭酸水を注ぐ。

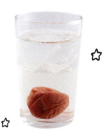

ごまと昆布の目玉焼き

【材料】1人分

サラダ油 … 小さじ2
卵 … 1個
塩昆布・白ごま … 各2つまみ
キャベツ … 適量
醤油（またはお好みのドレッシング）
　… 適量

【作り方】

1. フライパンにサラダ油を熱し、卵を割り入れ、白身の部分に塩昆布、ごまを散らして焼く。
2. 皿に千切りにしたキャベツをしき、*1*をのせる。お好みで醤油（またはドレッシング）をかける。

> 卵は消化吸収を助け、体に気（エネルギー）と血を補ってくれます。また、免疫力を高めるため、お疲れのときにおすすめ！

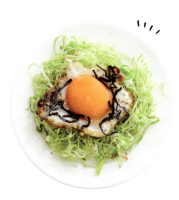

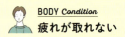

BODY *Condition*
疲れが取れない

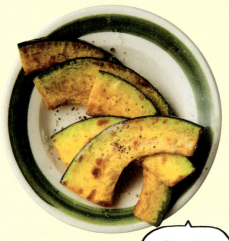

Appetizer Recipe01

塩バターかぼちゃ

【材料】1人分

バター … 10g
かぼちゃ(8mm厚さ) … 5枚
塩 … 1つまみ
こしょう … 少々

【作り方】

フライパンを熱してバターを溶かし、薄切りのかぼちゃを並べて塩、こしょうをふる。フタをして弱火で2分焼き、裏返して1分焼く。

> かぼちゃは体を温めて消化を助け、元気にしてくれます。

> 栗は胃を丈夫にし、疲れを改善してくれます。

Appetizer Recipe02

甘栗パルメザン

【材料】1人分

甘栗(市販) … 1袋(35g)
粉チーズ … 小さじ1
七味 … 少々

【作り方】

甘栗に、粉チーズと七味をまぶす。

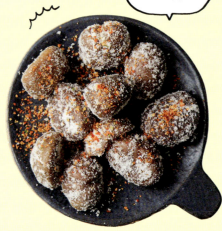

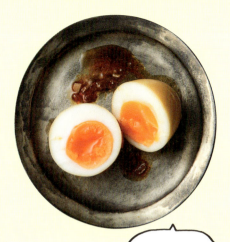

Appetizer Recipe03
辛うま味玉

【材料】1人分

めんつゆ（3倍濃縮）… 大さじ2
おろしにんにく … 少々
おかずラー油 … 大さじ1
ゆで卵 … 1個

【作り方】

めんつゆ、おろしにんにく、おかずラー油とゆで卵をポリ袋に入れ、15分漬ける。

> 唐辛子には気持ちを上向きにしてくれる効果があります。

PART1 疲れが取れない

Appetizer Recipe04
ゆで卵の
レモンチーズソース

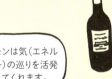

> レモンは気（エネルギー）の巡りを活発にしてくれます。

【材料】1人分

A ┌ ピザ用チーズ … 1/4カップ
　├ 牛乳 … 大さじ2
　├ レモン汁・片栗粉
　│　… 各小さじ1/2
　└ 塩 … 1つまみ
ゆで卵 … 1個
レモンの皮 … 少々

【作り方】

Aを耐熱容器で混ぜ合わせ、ラップをかけて電子レンジで50秒加熱する。ゆで卵にかけ、レモンの皮をすりおろして散らす。

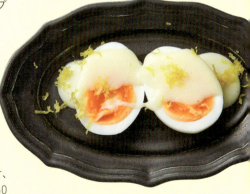

17

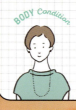

BODY Condition

ハードワークが続いた

忙しい日々が続いて無理をしてしまっているときは、おいしいお酒とおつまみで元気をチャージ。溜まった疲れを取ってくれる食材を積極的に摂りましょう。

Appetizer
ごま煮干し

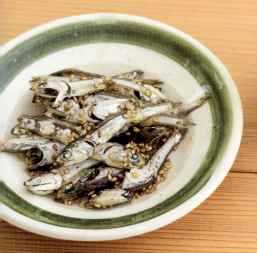

Drink
アボカドスムージー

> アボカドには、胃腸のはたらきを高め、体力をアップさせて疲労による倦怠感を改善してくれる効果があります。

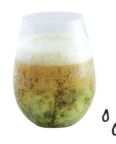

Base Drink
ビール

アボカドスムージー

【材料】1杯分

ビール … 1/2缶

アボカド … 1/4個

塩・レモン汁 … 各少々

【作り方】

グラスにアボカド、塩、レモン汁を入れてつぶし、ビールを注ぐ。

ごま煮干し

【材料】1人分

煮干し … 10尾

ポン酢・水 … 各小さじ1

オリーブオイル … 小さじ1

白ごま … 適量

【作り方】

煮干し、ポン酢、水を耐熱容器に入れてラップをかけ、電子レンジで1分加熱する。オリーブオイルをかけて白ごまをふる。

> いわしは気（エネルギー）を補い、筋肉疲労を改善してくれます。血の巡りもよくするので、心も一緒に元気になれます！

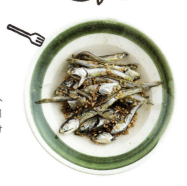

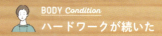
BODY *Condition*
ハードワークが続いた

Appetizer
カレーポップコーン

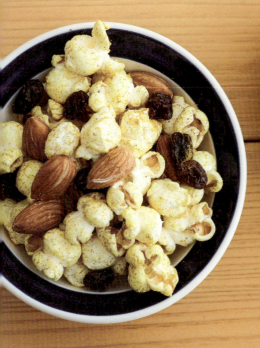

Drink
カカオ日本酒

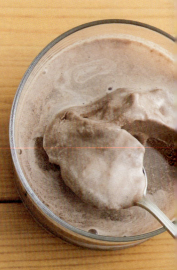

> カカオは体を丈夫にし、調子を整えます。チョコアイスクリームのほか、チョコチップ入りアイスでもOKです。

Base Drink
日本酒

カカオ日本酒

【材料】1杯分
日本酒 … 1/4カップ
チョコアイスクリーム … 1パック

【作り方】
グラスにアイスクリームを入れ、日本酒を注ぐ。

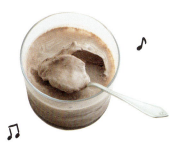

カレーポップコーン

【材料】1人分
ポップコーン … 1袋（90g）
カレー粉 … 小さじ1
レーズン・アーモンド … 各適量

【作り方】
1. ポップコーンの袋にカレー粉を入れ、口を閉じてふり混ぜる。
2. レーズン、アーモンドを加える。

> とうもろこしは余分な水分が溜まったことによる体のだるさを改善します。レーズンとアーモンドは気力をアップ！

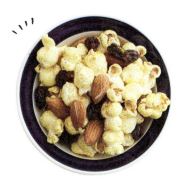

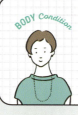

冷え

冷え性は血行が悪くなり、血や気（エネルギー）が滞ってしまうことで起こります。体を温める食材を摂り、少しずつ改善していきましょう。

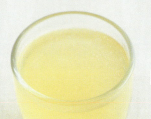

Drink
ウイスキーの葛湯風

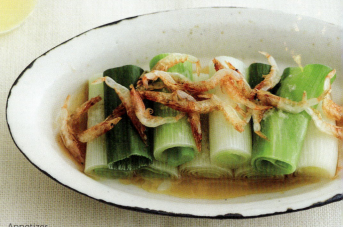

Appetizer
ねぎと桜えびのレンジ蒸し

Base Drink
ウイスキー

ウイスキーの葛湯風

> ウイスキーには、体を温める効果があります。片栗粉でとろみをつけることで、お腹の中から温める効果が長く続きます。

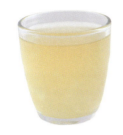

【材料】1杯分

ウイスキー … 1/4カップ

A ┌ 片栗粉・砂糖 … 各小さじ1
  └ 水 … 1/2カップ

【作り方】

1. 耐熱容器にAを入れてよく混ぜ、電子レンジで1分加熱する。取り出して混ぜ、再度30秒加熱する。

2. ウイスキーを入れて混ぜる。

ねぎと桜えびのレンジ蒸し

【材料】1人分

長ねぎ … 1本
ごま油 … 小さじ1
塩 … 小さじ1/3
桜えび … 大さじ1

【作り方】

長ねぎは5cm長さに切って耐熱容器に入れ、ごま油、塩、桜えびをかけ、ラップをして電子レンジで2分加熱する。

> 桜えびは足腰の冷えを改善します。ごま油の代わりに、オリーブオイルと粒マスタード各小さじ1にしてもおいしい！

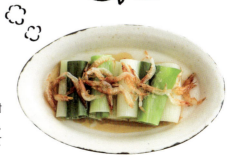

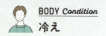
BODY *Condition*
冷え

Appetizer
まぐろのポキ

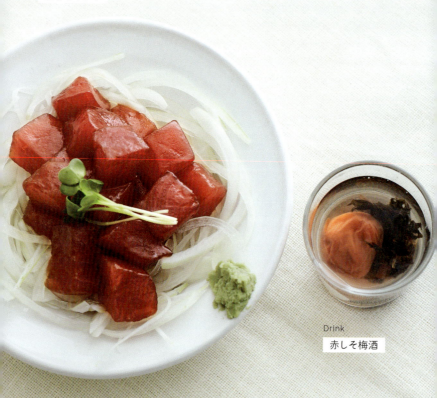

Drink
赤しそ梅酒

Base Drink
日本酒

赤しそ梅酒

> 漢方薬としても使われる赤しそには、体を温めるはたらきがあります。香りには気の巡りをよくする効果も！

【材料】1杯分

日本酒 … 1/2カップ
赤しそ梅干し … 1個
赤しそ … 適量

【作り方】

1 耐熱グラスに日本酒を入れてラップをかけ、電子レンジで40秒加熱する。
2 梅干しと赤しそを入れる。

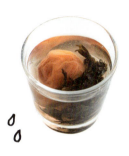

まぐろのポキ

【材料】1人分

玉ねぎ … 1/4個
まぐろ刺身 … 1人分（50g）
ごま油・醤油 … 各小さじ1
わさび・かいわれ大根 … 各適量

【作り方】

1 玉ねぎは薄切りにして水にさらし、数回水を替え水気を切る。
2 ボウルにまぐろ、ごま油、醤油を入れて混ぜ合わせる。
3 皿に 1 をしき、2 を盛り付けてわさびとかいわれ大根を添える。

> まぐろには気(エネルギー)や血を補い、体を温める作用があります。まぐろ以外の青魚にも冷え改善の効果があります。

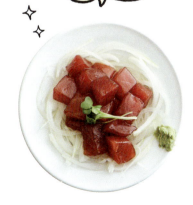

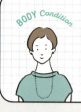

BODY Condition

胃もたれ・食べすぎ

暴飲暴食が続くと、胃は疲れてしまい、胃もたれの原因になります。消化吸収を助け、胃を整えてくれるお酒とおつまみをご紹介します。

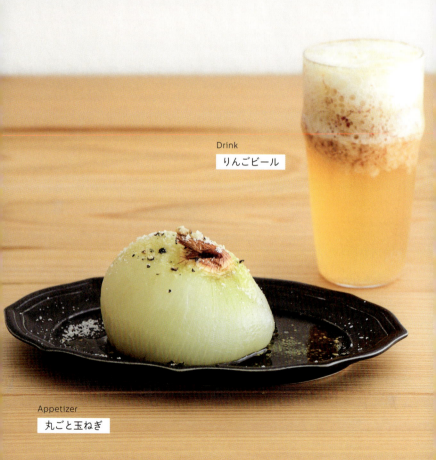

Drink
りんごビール

Appetizer
丸ごと玉ねぎ

Base Drink
ビール

りんごビール

> りんごは消化吸収をよくしてくれます。食物繊維のペクチンが多く含まれるので、皮ごとすりおろすのがおすすめ！

【材料】1杯分

ビール … 1/2缶

りんご … 1/4個

【作り方】

りんごをすりおろしてグラスに入れ、ビールを注ぐ。

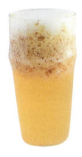

PART1 胃もたれ・食べすぎ

丸ごと玉ねぎ

【材料】1人分

玉ねぎ … 1個

粉チーズ … 小さじ2

塩 … 2つまみ

こしょう・オリーブオイル
　… 各適量

【作り方】

1　玉ねぎは皮をむいて丸ごとラップに包み、電子レンジで6分加熱する。

2　1を器に盛り、粉チーズ、塩、こしょう、オリーブオイルをかける。

> 玉ねぎは胃腸を温め、気（エネルギー）の巡りをよくして消化を促進します。胃もたれや膨満感にも効果があります。

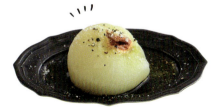

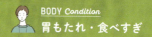

BODY *Condition*
胃もたれ・食べすぎ

Appetizer
豆苗しらす蒸し

Drink
アーモンドミルクハイ

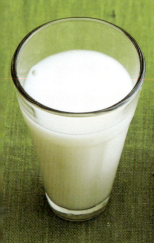
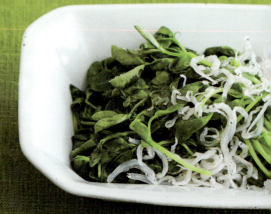

> アーモンドには、胃を元気にして消化を助けるはたらきがあります。イライラや不安をやわらげてくれる効果も。

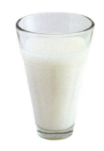

 Base Drink
焼酎

アーモンドミルクハイ

【材料】1杯分

焼酎 … 1/4カップ

アーモンドミルク … 1/2カップ

【作り方】

グラスに焼酎を入れ、アーモンドミルクを注ぐ。

豆苗しらす蒸し

【材料】1人分

豆苗 … 1パック

塩 … 1つまみ

オリーブオイル … 小さじ2

しらす干し … 大さじ2

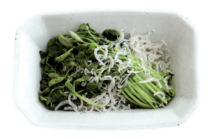

【作り方】

1. 豆苗は根を切って耐熱皿に入れ、塩、オリーブオイル、しらす干しをかけてラップをし、電子レンジで1分30秒加熱する。
2. 混ぜ合わせて盛り付ける。お好みで醤油少々をかけても。

> 豆苗には胃腸の機能を高めるはたらきがあり、胃腸が弱い、食欲がないなどの不調を改善してくれます。

食欲不振

BODY Condition

胃が疲れているとはたらきが鈍くなり、食欲もなくなってしまいます。そんなときは、胃のはたらきを活性化して、消化を助ける食材を摂りましょう。

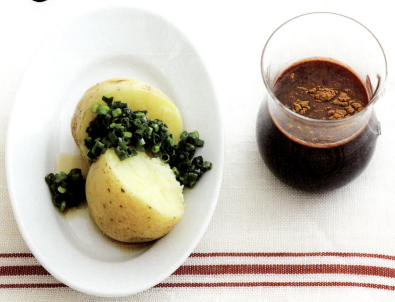

Drink
ホットワイン

Appetizer
ねぎじゃが

Base Drink
赤ワイン

ホットワイン

> シナモンは胃のはたらきをよくし、消化機能を高めてくれる効果があります。温め効果と香りでホッとリラックス！

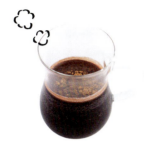

【材料】1杯分

赤ワイン … 1/2カップ

はちみつ（または砂糖）… 小さじ1

シナモンパウダー … 適量

【作り方】

1. グラスに赤ワイン、はちみつを入れてラップをかけ、電子レンジで40秒加熱する。
2. シナモンパウダーをふり、混ぜる。

ねぎじゃが

【材料】1人分

A ［ 小ねぎ（小口切り）… 大さじ3
　　塩 … 小さじ1/2
　　ごま油 … 大さじ1 ］

じゃがいも … 1個

【作り方】

1. ボウルにAを混ぜ合わせる。
2. ペーパータオルを濡らして絞り、じゃがいもを包んでさらにラップで包み、電子レンジで5分加熱する。ざっくり割って、1をかける。

> じゃがいもは、胃に余分な熱が溜まることで起こる痛みを改善します。消化機能を高めてくれる効果もあります。

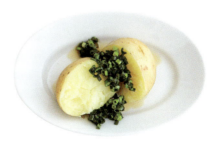

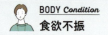

BODY Condition
食欲不振

Drink
クラッシュジュレ

Appetizer
温コールスロー

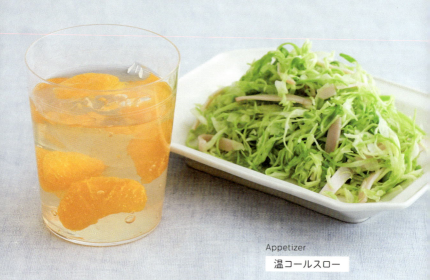

> みかんは胃のはたらきを活発にし、消化吸収を促してくれます。食欲がないときにおすすめのフルーツです。

Base Drink
焼酎

クラッシュジュレ

【材料】1杯分

焼酎 … 1/4カップ

みかんゼリー（市販・果肉入り）
　… 1パック（100g）

【作り方】

グラスにゼリーを入れてくずし、焼酎を注ぐ。

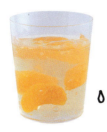

温コールスロー

【材料】1人分

ハム … 2枚

A ┌ 顆粒コンソメ … 1つまみ
　│ 酢 … 小さじ1/2
　└ オリーブオイル … 小さじ2

キャベツの千切り（市販）
　… 1袋（150g）

【作り方】

1　ハムは細切りにする。

2　耐熱ボウルにAを入れて混ぜ、キャベツ、1を入れてラップをかけ、電子レンジで40秒加熱して混ぜ合わせる。

> キャベツは胃のはたらきを助け、食欲不振を改善します。加熱することで消化しやすくなります。

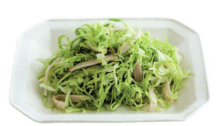

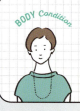

疲れ目

BODY Condition

パソコンやスマートフォンを日常的に使っていると、目を酷使してしまうことになり、疲れ目になりがち。眼精疲労に効くお酒とおつまみをご紹介します。

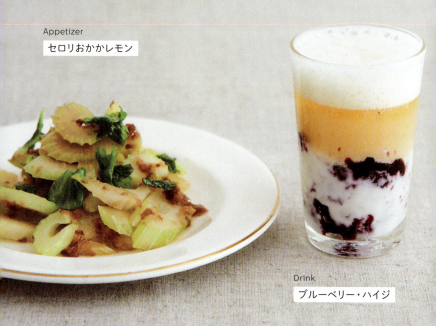

Appetizer
セロリおかかレモン

Drink
ブルーベリー・ハイジ

Base Drink
ビール

ブルーベリー・ハイジ

> ブルーベリーには血の巡りをよくするはたらきがあり、目の乾きや充血をやわらげるので疲れ目に効果的です。

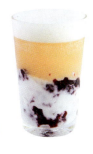

【材料】1杯分
ビール … 3/4カップ
ヨーグルト … 1/4カップ
ブルーベリージャム … 大さじ1

【作り方】
グラスにヨーグルト、ジャムを入れてビールを注ぎ混ぜる。

セロリおかかレモン

【材料】1人分
セロリ … 1本
サラダ油 … 小さじ2
醤油 … 小さじ1
レモン汁 … 小さじ1
かつお節 … 1袋(4g)

【作り方】
1. セロリは筋を取って斜め切りにする。
2. サラダ油を熱したフライパンで*1*をさっと炒め、醤油、レモン汁、かつお節を加えてからめる。

> セロリには目の充血やかすみ目を改善してくれるはたらきがあります。葉にも効果があるので、できれば葉も一緒に食べて!

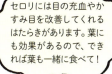
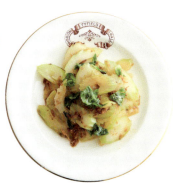

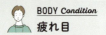
BODY *Condition*
疲れ目

Drink
キャロットアイ

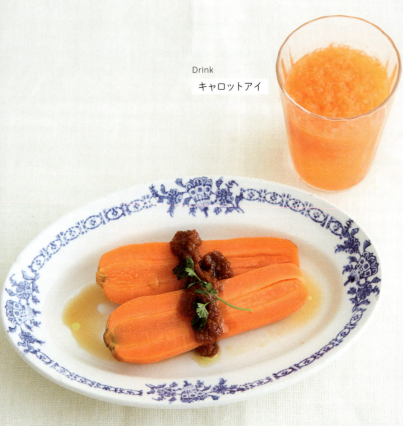

Appetizer
梅醤油にんじん

キャロットアイ

Base Drink
ビール

> すりおろしたにんじんが飲みにくく感じる場合は、ザルでこすか、市販のにんじんジュースで作ってもOKです。

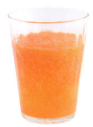

【材料】1杯分

ビール … 1/2缶
にんじん … 5cm
レモン汁 … 少々

【作り方】

にんじんはすりおろしてグラスに入れ、レモン汁を加えて混ぜ、ビールを注ぐ。

梅醤油にんじん

【材料】1人分

にんじん（小さめ）… 1本
梅干し … 1個
醤油 … 小さじ1
オリーブオイル … 適量

【作り方】

1. にんじんは縦半分に切って耐熱皿に入れてラップをかけ、電子レンジで2分加熱する。
2. 梅干しを刻んで醤油、オリーブオイルと混ぜ、*1*にかける。あればセルフィーユを添える。

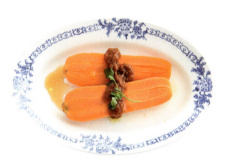

> にんじんはドライアイや疲れ目にはたらきかけて改善してくれるほか、視力の低下予防にも効果が期待できます。

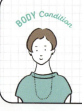

肩こり

BODY Condition

デスクワークなどで長時間同じ姿勢でいると、血行が悪くなり肩こりになります。また、冷え性の人も肩がこりやすい傾向があるので、温め食材を摂るのもおすすめです。

Appetizer

焼き納豆

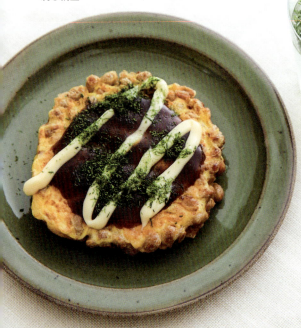

Drink

パセリハイ

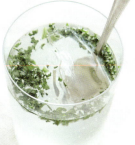

> パセリは血を補い、血行を改善してくれます。デスクワークなどで血行が悪くなり、筋肉が緊張しているときに。

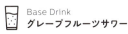
Base Drink
グレープフルーツサワー

パセリハイ

【材料】1杯分

グレープフルーツサワー … 1/2缶

パセリ(みじん切り) … 小さじ1

【作り方】

グラスにお好みで氷を入れる。パセリを入れ、サワーを注ぐ。

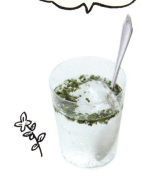

焼き納豆

【材料】1人分

納豆 … 1パック

卵 … 1個

サラダ油 … 小さじ2

ソース・マヨネーズ・青のり … 各適量

【作り方】

1. ボウルに納豆と付属のタレを入れ、卵を割り入れて混ぜ合わせる。
2. フライパンにサラダ油を熱し、1を流し入れ両面色よく焼いて皿に盛り、ソース、マヨネーズ、青のりをかける。

> 納豆は血行不良による肩こりに効果的。ソースの代わりにP76「じゃこ天のにら醤油がけ」のにら醤油をかけても。

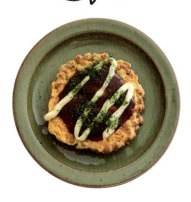

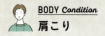
BODY Condition
肩こり

Appetizer
芽とらっきょうのサラダ

Drink
日本酒七味

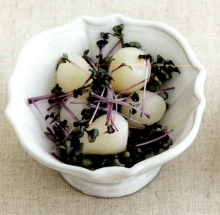
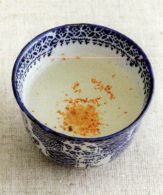

日本酒七味

> 唐辛子は体を温める力が強く、血の巡りをよくして冷えからくる肩こりや関節の痛みをやわらげてくれます。

【材料】1杯分

日本酒 … 適量

七味唐辛子 … 少々

【作り方】

日本酒をグラスに入れ、七味をふる。お好みで熱燗にしても。

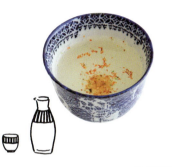

芽とらっきょうのサラダ

> らっきょうは体の老廃物を排出させ、酢は血を巡らせて冷えを改善します。らっきょう漬けの甘酢も捨てずに使って。

【材料】1人分

お好みのスプラウト … 1パック

らっきょう甘酢漬け … 6個

A [らっきょうの甘酢・ごま油 … 各小さじ1]

【作り方】

スプラウトは根を切って器に入れ、らっきょう、Aを混ぜ合わせる。

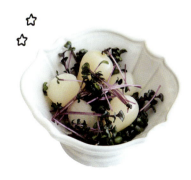

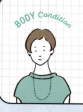

BODY Condition

便秘

毎日のお通じに悩んでいる女性は多いもの。便秘を改善するには、腸をうるおし、はたらきを活性化する食材を摂るのが効果的です。

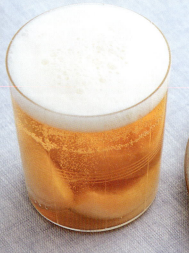

Drink
桃ビール

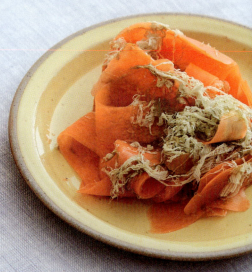

Appetizer
ピーラーにんじんのおぼろ昆布サラダ

Base Drink
ビール

桃ビール

> 桃は腸をうるおし、水分不足による便秘を解消します。気、血、水を補ってくれるため、疲労回復や美肌効果も。

【材料】1杯分

ビール … 1/2缶

桃（缶詰）… 3切れ

【作り方】

桃をグラスに入れ、ビールを注ぐ。

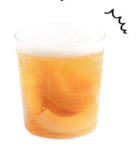

ピーラーにんじんの おぼろ昆布サラダ

> にんじんには、血を補うことで体の中をうるおし、腸を活性化して便秘を解消してくれるはたらきがあります。

【材料】1人分

にんじん … 1本

A ┌ 塩 … 小さじ1/2
　└ サラダ油 … 小さじ2

おぼろ昆布 … 1つまみ

【作り方】

にんじんをピーラーで薄切りにしてボウルに入れ、Aを加えて混ぜ合わせ、おぼろ昆布をからめる。

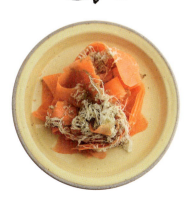

PART1 便秘

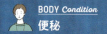
BODY *Condition*
便秘

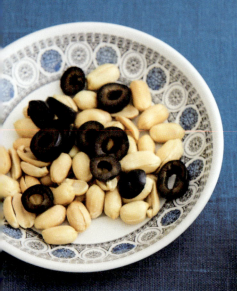

Appetizer
オリーブピーナツ

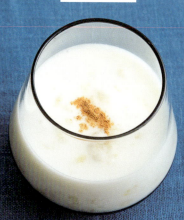

Drink
バナナシナモン

> バナナは腸をうるおし、便秘を解消してくれます。体を冷やす効果があるため、食べすぎると代謝が悪くなるので注意。

Base Drink
白ワイン

バナナシナモン

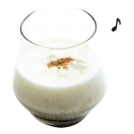

【材料】1杯分

白ワイン … 1/2カップ

バナナ … 1/2本

ヨーグルト … 1/4カップ

シナモンパウダー … 少々

【作り方】

1 バナナをちぎってグラスに入れ、ヨーグルトを加えてつぶし混ぜる。

2 白ワインを注ぎ、シナモンをふる。

オリーブピーナツ

【材料】1人分

バターピーナツ（市販）
　… 1袋（90g）

黒オリーブ（輪切り）
　… 1袋（25g）

【作り方】

ピーナツと黒オリーブを器に入れ、混ぜる。

> オリーブにもピーナツにも肺をうるおすはたらきがあります。肺は大腸と関連しているため、便秘解消が期待できます。

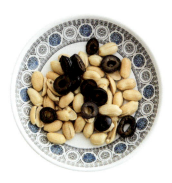

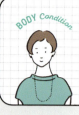

BODY Condition

のぼせ・ほてり

生理前や更年期になると悩む人の増えるのぼせやほてり。血の巡りをよくし、おだやかに熱を冷ましてくれるお酒とおつまみをご紹介します。

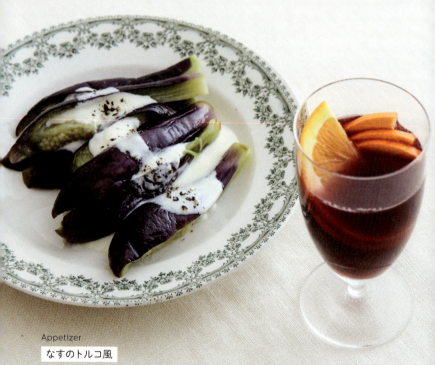

Appetizer
なすのトルコ風

Drink
赤ワインオレンジエード

Base Drink
赤ワイン

赤ワインオレンジエード

> 血の巡りが悪く滞っていると、手足が冷たいのに顔がほてった状態になります。ワインはその症状を改善してくれます。

【材料】1杯分

赤ワイン … 1カップ
オレンジ … 1個

【作り方】

オレンジ1/4個は半月切りにし、残りは果汁を絞って赤ワインと混ぜる。

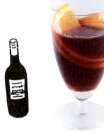

なすのトルコ風

【材料】1人分

A ┌ ヨーグルト … 1/2カップ
  │ おろしにんにく・こしょう … 各少々
  │ 塩 … 小さじ1/2
  └ オリーブオイル … 小さじ2

なす … 2本

【作り方】

1. ボウルにAを入れて混ぜ合わせる。
2. なすはラップで包み、電子レンジで3分加熱して4等分に切り、器に盛って**1**をかける。

> なすは体の熱を冷まし、ほてりやのぼせを改善してくれます。にんにくを一緒に摂ることで、冷やしすぎを防ぎます。

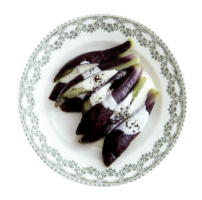

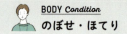

BODY Condition
のぼせ・ほてり

Appetizer
白菜漬け鍋

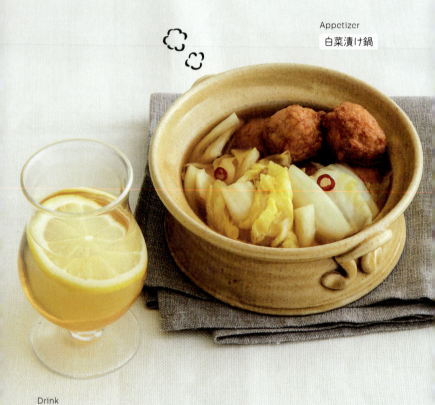

Drink
はちみつレモンワイン

> レモンの皮は、気の巡りをよくしてのぼせを解消してくれます。むくみ改善や気分のリフレッシュにも効果があります。

Base Drink
白ワイン

はちみつレモンワイン

【材料】1杯分

白ワイン … 1/2カップ
はちみつ … 大さじ1
レモン（輪切り）… 1枚

【作り方】

グラスにはちみつとレモンの輪切りを入れ、白ワインを注ぐ。

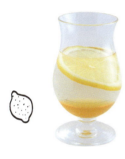

白菜漬け鍋

【材料】1人分

A ┃ 白菜の漬け汁 … 大さじ1
　 ┃ 醤油・酢 … 各小さじ1
　 ┃ 水 … 1/2カップ

白菜漬け … 1パック（150g）
さつま揚げ（ボール状のもの）
　… 1袋（5〜6個）

【作り方】

鍋にA、ざく切りにした白菜漬け、さつま揚げを入れて火にかけ、沸騰したら弱火にして5分煮る。

> 白菜は頭に上った熱を下ろし、適度に熱を冷まします。アサリやホタテ缶、春雨などを加えるのもおすすめです。

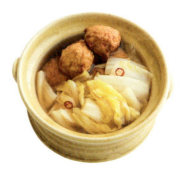

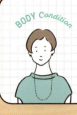

BODY Condition

生理痛

毎月生理痛に悩まされているという人も多いはず。子宮内の悪い血を流したり、体の冷えを改善させて生理痛をやわらげるレシピをご紹介します。

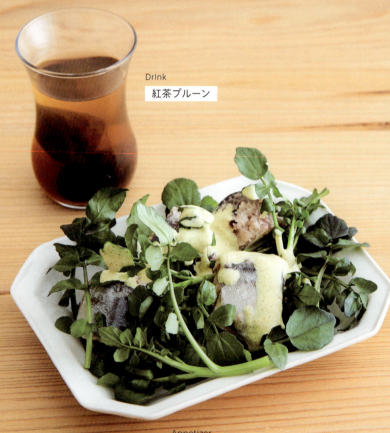

Drink
紅茶プルーン

Appetizer
さばとクレソンのカレー
シーザードレッシングサラダ

> プルーンは、子宮内に巡りの悪い血が停滞するのを改善し、スムーズに排出する手助けをしてくれます。

Base Drink
焼酎

紅茶プルーン

【材料】作りやすい分量

焼酎 … 適量

A
- ドライプルーン … 6個
- 紅茶のティーバッグ（ホチキス針不使用のもの）… 1袋
- 水 … 1/2カップ
- 砂糖 … 小さじ2

【作り方】

1 Aを耐熱容器に入れてラップをかけ、電子レンジで2分30秒加熱する。

2 グラスに**1**のプルーン2〜3個と紅茶半量を入れ、焼酎を注ぐ。

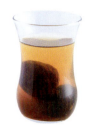

＊Aの残りはティーバッグを取り出して冷蔵庫で3〜4日保存できます。

さばとクレソンのカレーシーザードレッシングサラダ

【材料】1人分

クレソン … 1袋

さば水煮缶 … 1缶

A
- マヨネーズ … 大さじ3
- 牛乳 … 大さじ1
- カレー粉 … 小さじ1
- おろしにんにく … 少々

【作り方】

1 クレソンはざく切りにして皿にしき、さば缶の水気を切って盛り付ける。

2 Aを混ぜ合わせて**1**にかける。

> さばは体を温めて気（エネルギー）や血を補うため、下半身がだるく鈍く痛むタイプの生理痛を改善してくれます。

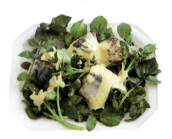

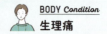

BODY *Condition*
生理痛

Drink
みょうがハイボール

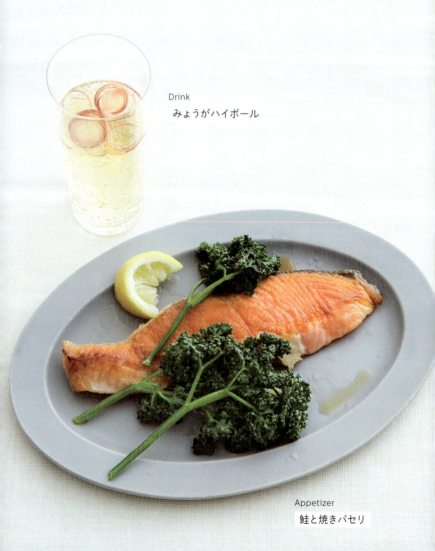

Appetizer
鮭と焼きパセリ

> みょうがは体を温め、血の巡りをよくしてくれるので、血の滞りが原因の生理痛や生理不順のときに。

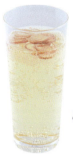

Base Drink
ハイボール

みょうがハイボール

【材料】1杯分

ハイボール … 1缶
みょうが … 1個

【作り方】

グラスにお好みで氷を入れる。みょうがを薄切りにして入れ、ハイボールを注ぐ。

鮭と焼きパセリ

【材料】1人分

サラダ油 … 小さじ2
鮭 … 1切れ
パセリ … 3枝
めんつゆ（3倍濃縮）… 大さじ2
レモンのくし形切り … 1個

【作り方】

1. フライパンにサラダ油を熱し、鮭を入れて両面焼き、一緒にパセリも焼く。
2. ボウルにめんつゆ、レモンを絞り入れ、**1**にからめる。

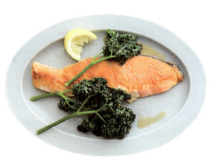

> 鮭はお腹を温め、血流をよくすることで生理痛をやわらげてくれます。肌荒れや肩こりにも効果があります。

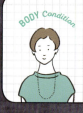

BODY Condition

貧血

貧血には、血を補い、巡りをよくする食材がおすすめ。同時に、鉄分が多く含まれている食材を摂って改善していきましょう。

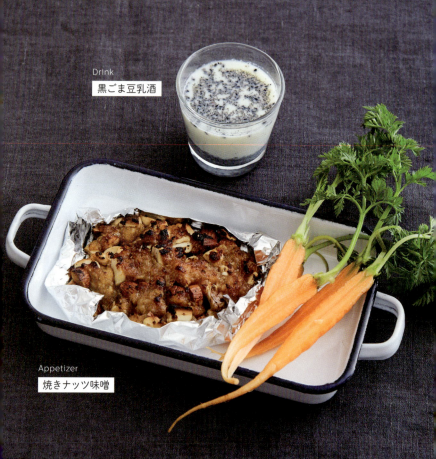

Drink
黒ごま豆乳酒

Appetizer
焼きナッツ味噌

Base Drink
日本酒

黒ごま豆乳酒

> 黒ごまには血を補う効果があり、貧血に効果的です。また、貧血の改善に必要な鉄分も豊富に含まれています。

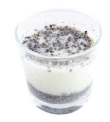

【材料】1杯分
日本酒 … 1/4カップ
黒すりごま … 小さじ2
豆乳 … 1/2カップ

【作り方】
グラスに黒すりごま、豆乳、日本酒を入れて混ぜる。

焼きナッツ味噌

【材料】1人分
ミックスナッツ（無塩）
　… 1/2袋（40g）

A ┌ 味噌 … 大さじ2
　│ 砂糖・ごま油 … 各小さじ1
　└ かつお節 … 1袋（2g）

【作り方】
1. ミックスナッツはざく切りにしてボウルに入れ、Aを入れて混ぜ合わせる。
2. 1をアルミホイルに塗り広げてオーブントースターで約5分、こんがり焼く。お好みでにんじんやレタスを添える。

> ミックスナッツの中でも、とくにカシューナッツには血を補う効果があり、また鉄分も多いので貧血の人におすすめです。

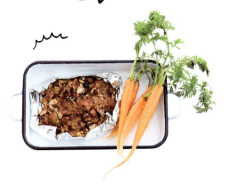

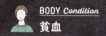
BODY *Condition*
貧血

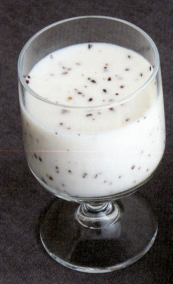

Drink
ハイビスカスヨーグルトワイン

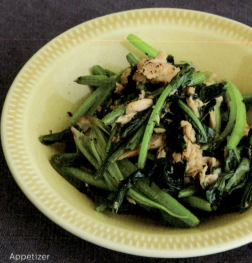

Appetizer
ツナほうれん草

> 白ワインは気や血の巡りを改善します。ハイビスカスも血の巡りをよくするので、ダブルの効果が期待できます。

ハイビスカスヨーグルトワイン

【材料】1杯分

白ワイン … 1/4カップ

ハイビスカスのティーバッグ … 1袋

ヨーグルト … 1/4カップ

【作り方】

ワインにティーバッグの中身を入れ、ヨーグルトを入れて混ぜる。

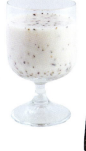

ツナほうれん草

【材料】1人分

ツナ缶（オイル） … 1缶（70g）

ほうれん草 … 1/2束

醤油 … 小さじ1

こしょう … 少々

【作り方】

1. フライパンにツナ缶をオイルごと入れて火にかけ、ざく切りのほうれん草を加えて炒める。
2. ほうれん草がしんなりしたら醤油を回し入れ、こしょうをふる。

> ほうれん草は血を補って貧血を改善します。まぐろには造血作用があり、貧血の改善や体力アップに効果的です。

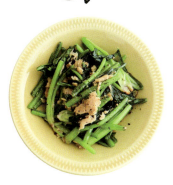

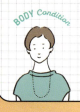

花粉症・アレルギー

さまざまな原因で起こるアレルギーは、免疫機能の乱れから起こります。免疫機能を整えてくれるお酒とおつまみをご紹介します。

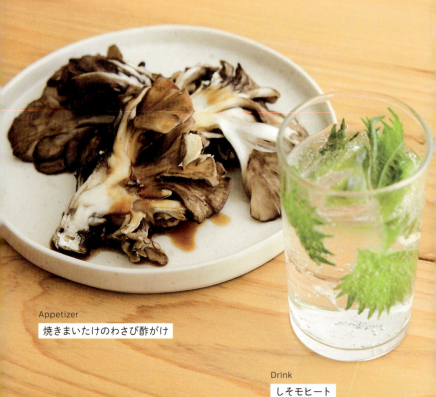

Appetizer
焼きまいたけのわさび酢がけ

Drink
しそモヒート

> しそは免疫機能と関わりの深い肺のはたらきを高めます。気の流れをスムーズにして免疫システムを整えてくれます。

Base Drink
レモンサワー

しそモヒート

【材料】1杯分

レモンサワー … 1/2缶
しそ … 2枚

【作り方】

お好みで氷を入れたグラスにサワーを注ぎ、しそをちぎって加える。

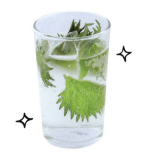

焼きまいたけの
わさび酢がけ

【材料】1人分

まいたけ … 1パック
A ┃ 醤油 … 小さじ2
　┃ 酢 … 小さじ1
　┃ わさび … 少々

【作り方】

まいたけはざっくりさいて、オーブントースターで約5分焼き、混ぜ合わせた**A**をかける。

> まいたけは気（エネルギー）を補い、内臓の機能を高めます。また、免疫機能を活性化させるβグルカンを含んでいます。

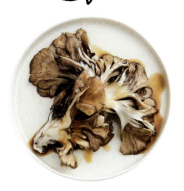

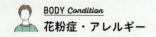
BODY *Condition*
花粉症・アレルギー

Drink

ミントジュレップ

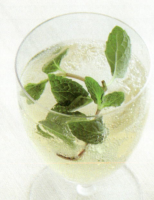

Appetizer

焼きアスパラのごまよごし

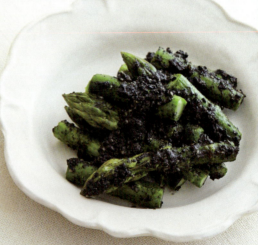

PART1 花粉症・アレルギー

Base Drink
ハイボール

ミントジュレップ

> ミントは体の余分な熱を取り、炎症をやわらげてくれます。目のかゆみや鼻づまりに悩む人におすすめです。

【材料】1杯分

ハイボール … 1缶
ミント … 1つまみ

【作り方】

グラスにお好みで氷を入れる。ミントを入れてつぶし、ハイボールを注ぐ。

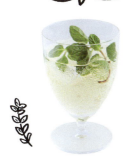

焼きアスパラの ごまよごし

【材料】1人分

アスパラガス … 3本
サラダ油 … 小さじ2

A ┌ 黒すりごま … 大さじ1
　├ 醤油 … 小さじ1/2
　└ みりん … 小さじ1

【作り方】

1. アスパラガスは4cm長さに切って、サラダ油を熱したフライパンで転がしながら焼く。
2. ボウルにAを混ぜ、1を加えてからめる。

> アスパラは肺をうるおして熱や炎症を鎮めてくれます。咳や肌のかゆみ、むくみの改善に効果があります。

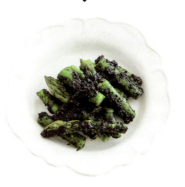

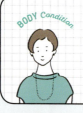

夏バテ

BODY Condition

体がだるくなったり、食欲がなくなったりする夏バテ。余分な熱や水分を排出し、疲労を改善してくれる食材を積極的に摂りましょう。

Drink
なんちゃってピムス

Appetizer
コーンの白和え

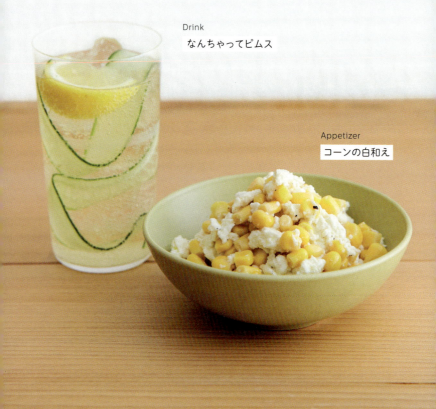

Base Drink
ハイボール

なんちゃってピムス

> ピムスはイギリス発祥の爽快感のあるリキュール。体にこもった熱を冷ましてくれるきゅうりで夏バテ予防に。

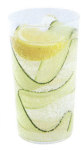

【材料】1杯分

ハイボール … 1/2缶

きゅうり（薄切り）… 2枚

レモン（くし形切り）… 1個

【作り方】

ピーラーで薄切りにしたきゅうりと氷をグラスに入れ、ハイボールを注いでレモンを絞る。

コーンの白和え

【材料】1人分

A ┌ 豆腐 … 1/4丁
  │ オリーブオイル … 大さじ1
  │ 塩 … 2つまみ
  └ こしょう … 少々

コーン缶 … 1缶（120g）

【作り方】

ボウルにAを入れてフォークでつぶし混ぜ、水気を切ったコーンと和える。

> 豆腐は体の余分な熱を冷まし、うるおいをもたらします。口や腸の渇きを抑えてくれるはたらきも。

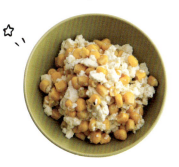

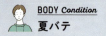

BODY Condition
夏バテ

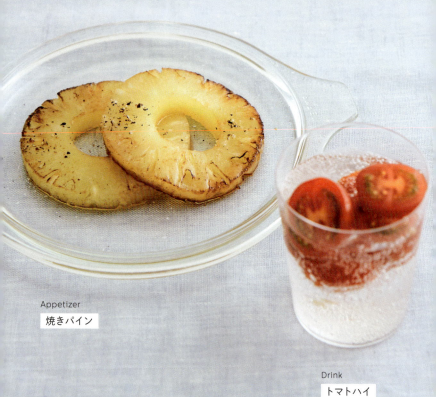

Appetizer
焼きパイン

Drink
トマトハイ

> トマトには、体の中に溜まった熱を鎮め、暑気あたりを改善し、胃腸のはたらきを高めてくれる効果があります。

Base Drink
チューハイ

トマトハイ

【材料】1杯分

チューハイ … 1/2缶
ミニトマト … 3個

【作り方】

ミニトマトを半分に切ってグラスに入れ、チューハイを注ぐ。

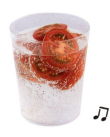

焼きパイン

【材料】1人分

サラダ油 … 小さじ1
パイナップル（缶詰）… 2枚
塩・こしょう … 各少々

【作り方】

フライパンにサラダ油を熱し、パイナップルを入れて両面焼き、塩・こしょうをふる。

> パイナップルには、夏バテによる疲労を改善してくれる効果があります。また、二日酔いの予防や消化不良の改善にも。

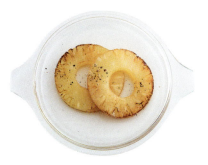

Non-alcoholic & Appetizer
ノンアルコールドリンク＆おつまみ

二日酔いにも効果のある、休肝日におすすめのドリンクと
ぴったりのおつまみをご紹介！（＊ドリンクの分量はすべて1杯分です。）

Drink 01
アップル
ビネガーソーダ

【材料と作り方】

お好みで氷を入れたグラスにりんご酢（小さじ2）、はちみつ（大さじ1）を入れて混ぜ、はちみつが溶けたら炭酸水（1カップ）を注いで軽く混ぜる。

Drink 02
ハイビスカス
ソーダ

【材料と作り方】

ペットボトル入りの炭酸水（500ml）から少し中身を出し、ハイビスカスのティーバッグ（1袋）を入れ、フタを閉めて冷蔵庫で20分以上おく。

Drink 03
ノンアル
カルーアミルク

【材料と作り方】

インスタントコーヒー（小さじ1）、砂糖（小さじ2）をグラスに入れて湯（大さじ2）で溶かし、牛乳（大さじ2）とノンアルコールビール（1/2缶）を入れて混ぜる。市販のカフェオレで作っても。

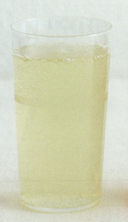

酢は血流を活発にし、消化不良を改善します。肩こりや肌のくすみの改善に。

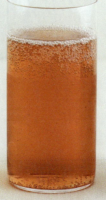

ハイビスカスは血の巡りをよくし、疲労回復や美肌に効果があります。

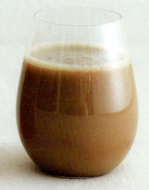

牛乳は血を補って疲労を回復させるほか、肌や髪にうるおいを与えます。

Drink 04
ビターオレンジ

【材料と作り方】
グラスに果汁100%のオレンジジュース(1/4カップ)を入れ、ノンアルコールビール(1/2缶)を注いで軽く混ぜる。

Drink 05
ティーモヒート

【材料と作り方】
グラスに氷を入れ、ミント(2枝)、はちみつ(小さじ1)、緑茶(1カップ)を入れて混ぜる。

Drink 06
スパイスティー

【材料と作り方】
グラスにしょうがの薄切り(2枚)を入れ、温かい紅茶(1カップ)を注ぎ、シナモンパウダー(少々)をふる。

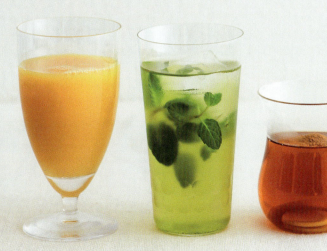

オレンジには、消化促進効果、体にうるおいを与える効果があります。

緑茶は体にこもった余分な熱を冷まし、イライラやだるさを改善してくれます。

紅茶は体を温め、冷えを解消してくれます。気持ちが落ち着かないときにも。

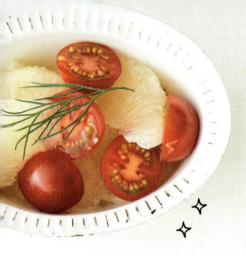

Appetizer 01

ミニトマトの
グレフルマリネ

グレープフルーツには、二日酔いの胃の不快感を抑えるはたらきがあります。

【材料】1人分

ミニトマト … 3個
グレープフルーツ … 1/2個

A [塩 … 小さじ1/2
　　はちみつ … 小さじ1
　　オリーブオイル
　　　… 小さじ2]

【作り方】

1　ミニトマトは半分に切り、グレープフルーツは薄皮をむく。

2　ボウルにAを混ぜ合わせ、トマトとグレープフルーツを和える。あればディルをのせる。

Appetizer 02

りんごもずく

もずくのヌルヌル成分は、腸内環境を整えて血糖値の上昇を穏やかにします。

【材料】1人分

りんご … 1/2個
もずく酢(市販) … 1パック

【作り方】

りんごはよく洗い、皮付きのまま厚さ5mmのいちょう切りにする。もずく酢と和える。

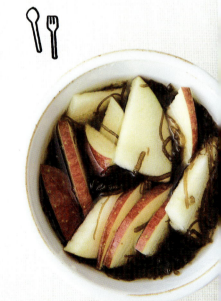

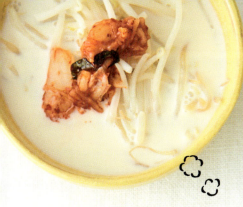

【材料】1人分

もやし … 1/2袋
水 … 1/4カップ
豆乳 … 1/2カップ
めんつゆ(3倍濃縮) … 大さじ2
白すりごま … 大さじ1
キムチ … 少々

【作り方】

もやし、水を小鍋に入れてさっと煮て、豆乳、めんつゆ、すりごまを加える。沸騰したら火を止め、器に盛ってキムチをのせる。

Appetizer 03
もやし豆乳スープ

もやしは余分な水分や老廃物を排出する効果があり、二日酔いを改善します。

【材料】1人分

白菜 … 2枚
ごま油 … 小さじ2
豚ひき肉 … 100g

A ┌ 醤油 … 大さじ1
　├ 砂糖 … 小さじ2
　├ 白すりごま … 大さじ1
　└ おろしにんにく … 少々

【作り方】

1. 白菜は芯を縦に細切り、葉はざく切りにする。
2. フライパンにごま油を熱して豚ひき肉を炒め、Aを加えて火を止め、白菜にかける。

Appetizer 04
白菜の韓国風そぼろサラダ

白菜は体にこもった熱を冷まし、胃のムカムカをやわらげてくれます。

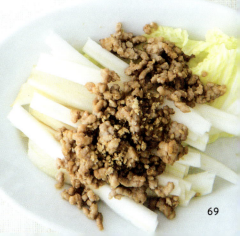

―――― COLUMN ――――

薬膳とお酒

お酒の効果や飲み方のコツなど、薬膳の考え方をご紹介します。

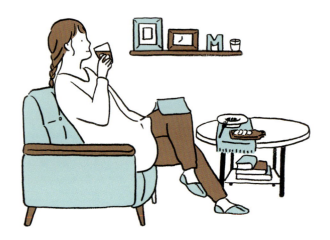

お酒に効能ってあるの?

東洋・西洋を問わず、お酒に果物や木の実、ハーブを浸して薬効を抽出する薬酒が用いられるなど、古来より、お酒は医薬品だと考えられてきました。お酒 (アルコール) には消化を助けたり、血流をよくして体を温めたり、ストレスや不安を解消させてリラックス効果をもたらすなど、体と心への効果があります。

お酒の適量ってどのくらい?

お酒の「適量」には個人差があり、同じ人でも体調によって適量は変わります。厚生労働省の「健康日本 21」によると、「節度ある適切な飲酒」は 1 日平均純アルコールで約 20g 程度とされています。これは、ビールなら中瓶 1 本、日本酒なら 1 合に相当します。薬膳では「心地よい」が適量と考えます。

お酒を飲む時間はいつがいい?

「リラックスできる量であれば体によい」とされるお酒。飲む時間はいつでも OK ですが、体調により時間や量を調節しましょう。たとえば、17 時〜 19 時は水分代謝の時間。冷えたお酒の飲みすぎには注意が必要です。また、深夜 1 時から 3 時は解毒の時間と言われ、睡眠をとるのがおすすめです。

[PART2]

BEAUTY
Trouble

美容の悩みに

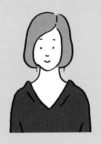

肌の乾燥やアンチエイジング、ダイエット、髪のパサつきなど、女性なら誰もが気になる美容のお悩み。毎日の家飲みでおいしく、やさしくアプローチしましょう。

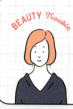

BEAUTY Trouble

乾燥肌

肌が突っ張ったり、粉をふいたりすることもある乾燥肌は、かゆみやピリピリとした痛みを起こすことがあります。体の内側から対策しましょう。

Drink
レモンヨーグルトサワー

Appetizer
ほうれん草キッシュ

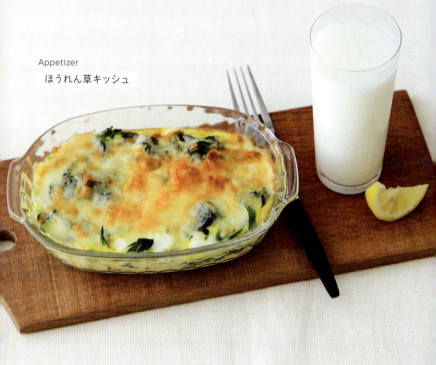

Base Drink
レモンサワー

レモンヨーグルトサワー

> ヨーグルトは肌と関連している内臓をうるおすはたらきがあります。便秘解消にも効果があるので、肌荒れも防ぎます。

【材料】1杯分

レモンサワー … 1/2缶
ヨーグルト … 1/4カップ
レモンのくし形切り … 1個

【作り方】

グラスにサワーとヨーグルトを入れ、レモンを絞る。

ほうれん草キッシュ

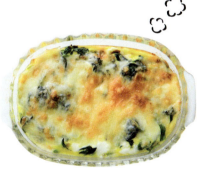

【材料】1人分

ほうれん草 … 1/2束
卵 … 1個
A [牛乳 … 1/4カップ
    塩・こしょう … 各少々]
ピザ用チーズ … 1/4カップ

【作り方】

1. ほうれん草をラップで包み、電子レンジで1分加熱する。水に取って絞り、4cm長さに切る。
2. 耐熱容器に卵を溶き、**1**、Aを混ぜてチーズを散らし、トースターで約8分焼く。

> ほうれん草は体をうるおし、乾燥肌や便秘を改善します。また、卵黄は心臓のはたらきを高め、顔色をよくします。

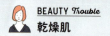

BEAUTY *Trouble*
乾燥肌

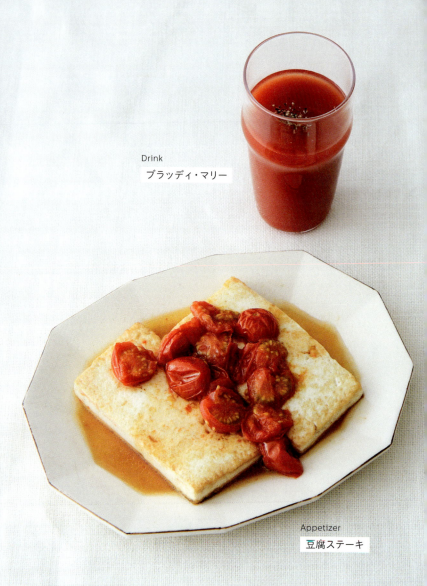

Drink
ブラッディ・マリー

Appetizer
豆腐ステーキ

Base Drink
焼酎

ブラッディ・マリー

> トマトは体の中にきれいな水分を生み出すはたらきがあり、肌をみずみずしく保ってくれます。シミ・そばかすにも。

【材料】1杯分

焼酎 … 1/4カップ

トマトジュース … 1/2カップ

塩・こしょう … 各少々

【作り方】

グラスに焼酎、トマトジュース、塩を入れて混ぜ、こしょうをふる。

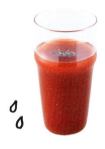

豆腐ステーキ

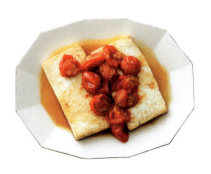

【材料】1人分

豆腐 … 1/2丁

ミニトマト … 6個

サラダ油 … 小さじ2

醤油・みりん … 各小さじ2

塩 … 少々

【作り方】

1. 豆腐は厚さを半分に切ってペーパータオルで水気を拭く。ミニトマトは半分に切る。
2. フライパンにサラダ油を熱し、豆腐の片面をこんがり焼いて裏返す。ミニトマトを入れてさらに焼き、醤油、みりん、塩を加えてからめる。

> 豆腐は体の余分な熱を冷まし、水分を生み出して粘膜や皮膚をうるおします。冷えが気になるときはしょうがやしそを添えて。

PART2 乾燥肌

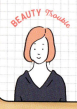

アンチエイジング

体の内側も外側も、いつまでも若々しく健康でいたいというのは誰でも願うこと。おいしいお酒とおつまみでアンチエイジングしましょう。

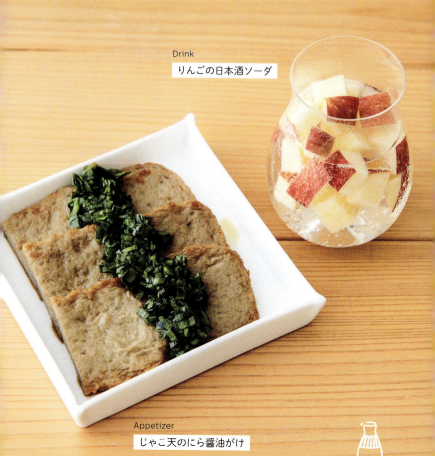

Drink
りんごの日本酒ソーダ

Appetizer
じゃこ天のにら醤油がけ

りんごの日本酒ソーダ

Base Drink 日本酒

> りんごポリフェノールには、活性酸素を除去し、シミやシワを防いで肌のたるみを改善するはたらきがあります。

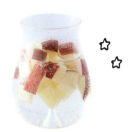

【材料】1杯分

日本酒 … 1/4カップ
りんご … 1/4個
炭酸水 … 1/2カップ

【作り方】

りんごは皮ごと1cm角に切ってグラスに入れ、日本酒、炭酸水を注ぎ、軽く混ぜる。

じゃこ天のにら醤油がけ

【材料】1人分

にら … 2本
醤油 … 小さじ1
じゃこ天 … 3枚

【作り方】

1. にらは細かく刻み、醤油と混ぜ合わせる。
2. じゃこ天は半分に切り、熱したフライパンで両面素焼きして皿に盛り、**1**をかける。

> いわし（じゃこ）は体を温め、胃の調子を整えて血行をよくするほか、血を補って肌をリフトアップさせます。

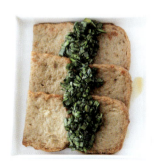

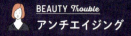

BEATY Trouble
アンチエイジング

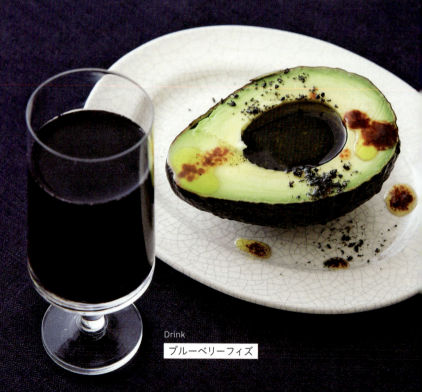

Appetizer
アボカドのごまソース

Drink
ブルーベリーフィズ

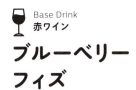

Base Drink
赤ワイン

ブルーベリーフィズ

> ブルーベリーは血がドロドロの状態にはたらきかけます。目の下のクマやシミ、くすみが気になるときにも。

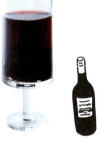

【材料】1杯分

赤ワイン … 1/2カップ

ブルーベリージャム … 大さじ2

酢 … 小さじ2

【作り方】

グラスにブルーベリージャム、酢を入れて混ぜ合わせ、ワインを注ぐ。

アボカドのごまソース

> アボカドは肌のターンオーバーをスムーズにしてくれます。黒ごまは腎にはたらきかけ、肌や髪の老化予防に効果的です。

【材料】1人分

アボカド … 1/2個

黒すりごま … 大さじ1

オイスターソース … 大さじ1

オリーブオイル … 大さじ1

【作り方】

種を取ったアボカドの穴に黒すりごま、オイスターソース、オリーブオイルを入れる。

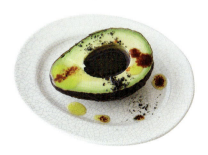

BEAUTY Trouble
アンチエイジング

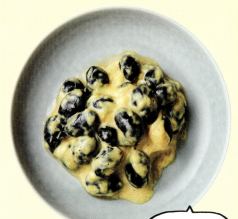

Appetizer Recipe01
黒豆カレーマヨ

【材料】1人分

A ｢ マヨネーズ … 大さじ3
　 ｣ カレー粉 … 小さじ1

黒豆甘煮(市販)… 1袋(118g)

【作り方】

Aをボウルに入れて混ぜ合わせ、黒豆甘煮を加えて和える。

> 黒豆などの黒い食材はアンチエイジングに効果があります。

> アンチョビ(いわし)は血行をよくし、若々しい肌を作ります。

Appetizer Recipe02
三つ葉の
アンチョビサラダ

【材料】1人分

アンチョビ … 3枚

レモン汁 … 小さじ1

三つ葉 … 1/3束

【作り方】

1. アンチョビを耐熱容器に入れてラップをかけ、電子レンジで30秒加熱。
2. レモン汁を合わせ、ざく切りにした三つ葉を和える。

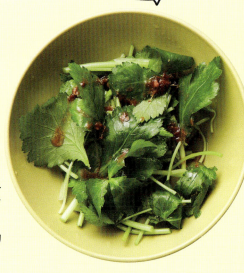

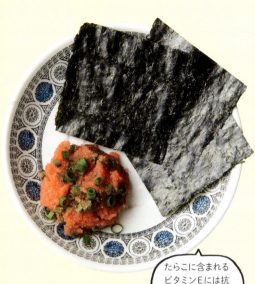

Appetizer Recipe03

たらこのムッチ

【材料】1人分

たらこ … 1/2腹
小ねぎ … 大さじ1
ごま油 … 小さじ1
海苔 … 適量

【作り方】

たらこは薄皮を取ってほぐし、小口切りにした小ねぎ、ごま油を混ぜて、海苔にのせていただく。

> たらこに含まれるビタミンEには抗酸化作用があり、美肌に効果的。

Appetizer Recipe04

焼きししゃも南蛮

> ししゃもに含まれるビタミンB2は細胞の新陳代謝を促進します。

【材料】1人分

A ┌ 酢 … 大さじ3
　├ 砂糖 … 大さじ1と1/2
　└ 醤油 … 小さじ1
紫玉ねぎ … 1/2個
サラダ油 … 小さじ2
ししゃも … 6尾

【作り方】

1. バットにAを混ぜ、薄切りにした紫玉ねぎを入れる。
2. フライパンにサラダ油を熱し、ししゃもを焼いて*1*に漬ける。

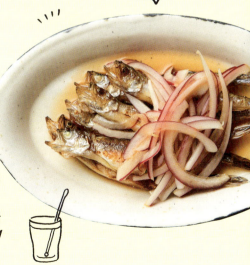

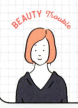

ダイエット

ダイエットのカギは、血糖値の急上昇を抑えることや代謝を上げること。簡単でおいしいけれど、ダイエット効果の期待できるお酒＆おつまみを紹介します。

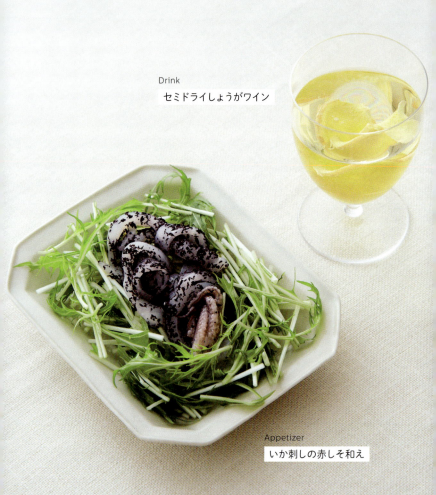

Drink
セミドライしょうがワイン

Appetizer
いか刺しの赤しそ和え

Base Drink
白ワイン

セミドライ しょうがワイン

> 乾燥しょうがに含まれる成分のショウガオールは、体を温め、新陳代謝をアップし、脂肪が燃焼しやすい体にしてくれます。

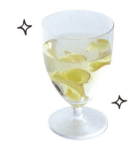

【材料】1杯分
白ワイン … 1/2カップ
しょうがの薄切り … 10枚
湯 … 1/2カップ

【作り方】
1 耐熱皿にしょうがを並べ、電子レンジで3～4分加熱する。
2 グラスに**1**を好きな分量入れて湯を入れ、ワインを注ぐ。

いか刺しの 赤しそ和え

【材料】1人分
いか刺身 … 1人分（25g）
赤しそふりかけ … 小さじ1
水菜 … 適量
オリーブオイル … 適量

【作り方】
1 ボウルにいか刺身、しそふりかけを入れて混ぜ合わせる。
2 皿にざく切りにした水菜をしいて**1**を盛り、オリーブオイルをかける。

> 赤しそに含まれるロスマリン酸は、糖が必要以上に体に吸収されるのを抑制。高タンパク、低脂肪なイカもダイエットに◎。

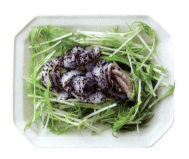

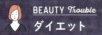

BEAUTY *Trouble*
ダイエット

Drink
ホットウーロンウイスキー

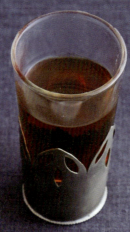

Appetizer
おでん

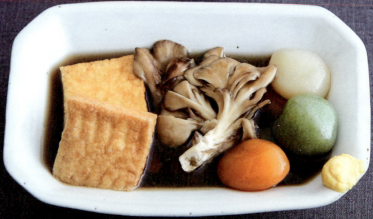

> ウーロン茶は消化促進や油の分解、膨満感の緩和など、つい食べすぎてしまったときにうれしい効果があります。

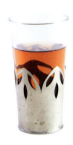

Base Drink
ウイスキー

ホットウーロンウイスキー

【材料】1杯分

ウイスキー … 1/4カップ

ウーロン茶 … 3/4カップ

【作り方】

1 ウーロン茶をカップに入れて電子レンジで1分加熱する。

2 *1*にウイスキーを注ぎ、混ぜる。

おでん

【材料】1人分

玉こんにゃく … 1/2袋

塩 … 小さじ1

まいたけ … 1/2パック

厚揚げ … 1/4個

A ｢ 鶏がらスープの素 … 小さじ1
　 みりん・醤油 … 各小さじ1
　 水 … 2カップ

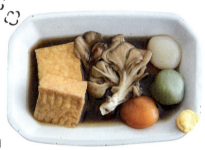

【作り方】

1 こんにゃくは塩でもんでサッと洗う。まいたけはほぐし、厚揚げは食べやすく切る。

2 鍋に**A**を入れ、*1*を加えて10分煮る。

> まいたけは水溶性と不溶性、両方の食物繊維を含み、便秘を解消するほか、血糖値の急な上昇を抑えてくれます。

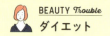
BEAUTY *Trouble*
ダイエット

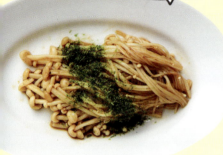

えのきに含まれるキノコキトサンは、脂質の吸収を抑えてくれます。

Appetizer Recipe01

カレーウスターえのき

【材料】1人分

A ［ ウスターソース … 小さじ2
　　カレー粉 … 小さじ1/2 ］

えのきだけ … 1袋（100g）

青のり … 少々

【作り方】

耐熱容器にAを入れ、石づきを切ってほぐしたえのきだけを加えて混ぜ、ラップをかけて電子レンジで2分加熱。青のりを散らす。

Appetizer Recipe02

鮭フレークのリエット

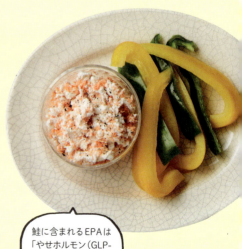

【材料】1人分

鮭フレーク … 大さじ2

カッテージチーズ … 1/4カップ

こしょう … 少々

ピーマン … 1/2個

パプリカ … 1/4個

【作り方】

鮭フレーク、カッテージチーズ、こしょうを混ぜ合わせ、ピーマンとパプリカを添える。

鮭に含まれるEPAは「やせホルモン（GLP-1）」の分泌を促進。

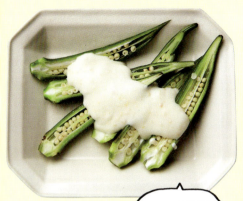

Appetizer Recipe03

オクラヨーグルト味噌

PART2 ダイエット

【材料】1人分

オクラ … 1パック
ヨーグルト … 1/4カップ
味噌 … 小さじ1

【作り方】

オクラは固い部分をむき、ラップに包んで電子レンジで40秒加熱し縦半分に切る。ヨーグルトと味噌を混ぜてかける。

> オクラは食物繊維が豊富で、血糖値の上昇を穏やかに。

Appetizer Recipe04

ウーロン常夜鍋

> ウーロン茶は代謝アップ効果や脂肪分解効果が期待できます。

【材料】1人分

チンゲン菜 … 1株
ウーロン茶 … 2カップ
鶏がらスープの素 … 1つまみ
豚切り落とし肉 … 100g
ポン酢 … 適量

【作り方】

1. チンゲン菜は葉と茎に分け、茎は食べやすく切る。
2. 鍋にチンゲン菜の茎、ウーロン茶、鶏がらスープの素を入れて火にかけ、沸騰したら豚切り落とし肉、チンゲン菜の葉を加えて煮る。ポン酢でいただく。

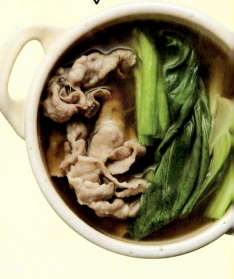

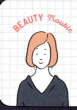

むくみ

体内の水分バランスの乱れがもたらすむくみ。余分な水分を排出してくれる食材を積極的に摂って、すっきりと解消しましょう。

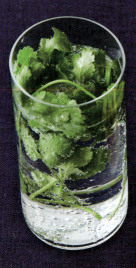

Drink
パクチーモヒート

Appetizer
海苔チーズせんべい

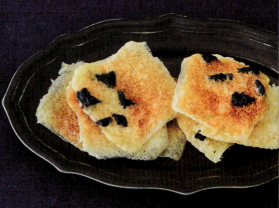

> パクチーには発汗を促すはたらきがあり、体内の余分な水分を外に出して、むくみを改善させてくれます。

Base Drink
チューハイ

パクチーモヒート

【材料】1杯分

チューハイ … 1缶

パクチー … 1枝

【作り方】

パクチーの葉をつんでグラスに入れ、チューハイを注ぐ。スプーン等でパクチーをつぶして香りを楽しみながら飲む。

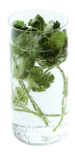

PART2 むくみ

海苔チーズせんべい

【材料】1人分

スライスチーズ … 2枚

海苔 … 適量

【作り方】

スライスチーズは4等分に切ってオーブンペーパー（または耐熱皿）にのせ、ちぎった海苔を散らして電子レンジで2分30秒〜3分、様子を見ながら、軽く焦げ目がつくまで加熱する（冷めるとカリッとする）。

> 海苔をはじめとする海藻類は、むくみを解消する効果が期待できます。また、海苔にはアンチエイジング効果もあり。

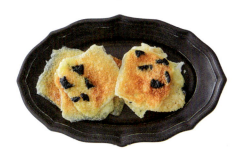

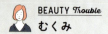

BEAUTY Trouble
むくみ

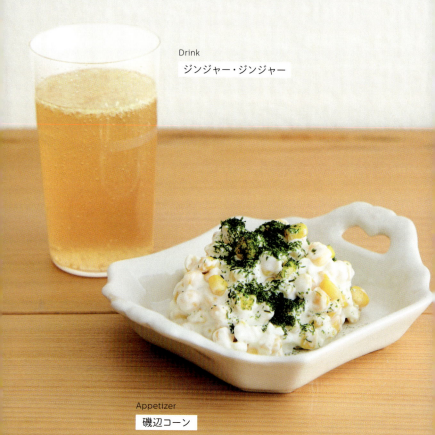

Drink
ジンジャー・ジンジャー

Appetizer
磯辺コーン

> 発汗作用や水分バランスを整える作用のあるしょうがをたっぷり使ったお酒は、むくみ解消におすすめ。

Base Drink
焼酎

ジンジャー・ジンジャー

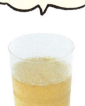

【材料】1杯分

焼酎 … 1/4カップ

おろししょうが … 少々

ジンジャーエール … 3/4カップ

【作り方】

グラスにしょうがと焼酎を入れ、ジンジャーエールを注ぐ。

磯辺コーン

【材料】1人分

クリームチーズ … 3個（1個18g）

コーン缶 … 1缶（120g）

青のり … 適量

【作り方】

1. クリームチーズを耐熱容器に入れ、ラップをかけて電子レンジで40秒加熱する。
2. 1、コーンを混ぜ合わせ、青のりをふる。

> コーンには体の中の余分な水分を排出する利水作用があり、むくみを解消して体を軽くしてくれます。

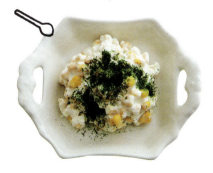

PART2 むくみ

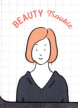

BEAUTY Trouble

シミ・そばかす・日焼け

シミやそばかすは濃くなる前のデイリーケアが大事。日頃から血流をよくする食材を摂り、肌の生まれ変わりをサポートしましょう。

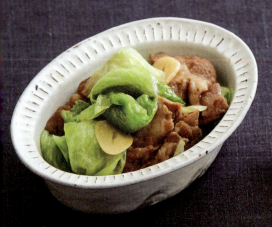

Appetizer
レタスと豚肉の煮物

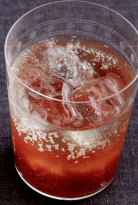

Drink
いちごジャムハイボール

Base Drink
ハイボール

いちごジャムハイボール

> いちごは血流をよくし、シミやそばかすのない美肌作りを促します。フレッシュいちごがあれば添えて効果アップ！

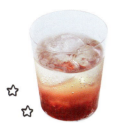

【材料】1杯分

ハイボール … 1/2缶
いちごジャム … 大さじ2

【作り方】

お好みで氷を入れたグラスにジャムを入れ、ハイボールを注いで軽く混ぜる。

レタスと豚肉の煮物

【材料】1人分

ごま油 … 小さじ2
にんにくの薄切り … 1/2片分
豚切り落とし肉 … 80g
A ┌ オイスターソース … 大さじ1
  │ 醤油 … 小さじ2
  └ 水 … 1/4カップ
レタス … 1/2個

【作り方】

1 フライパンにごま油を熱し、にんにく、豚肉を入れてさっと炒める。
2 1にAを加えて沸騰させ、レタスをざっくりちぎって入れ、2～3分煮る。

> レタスは血がドロドロになった状態にはたらきかけ、血を補ってシミ・そばかすを改善してくれます。

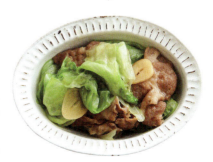

PART2 シミ・そばかす・日焼け

BEAUTY Trouble
シミ・そばかす・日焼け

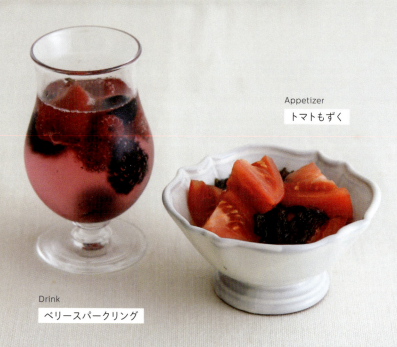

Appetizer
トマトもずく

Drink
ベリースパークリング

> ラズベリーもブルーベリーも血の巡りをよくしてくれるため、シミやそばかすの改善におすすめです。

Base Drink
日本酒

ベリースパークリング

【材料】1杯分

日本酒 … 1/4カップ
冷凍ミックスベリー … 1/4カップ
炭酸水 … 1/2カップ

【作り方】

お好みでグラスに氷を入れる。日本酒、ベリーを入れて炭酸水を注ぐ。

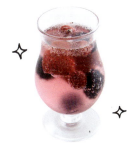

トマトもずく

【材料】1人分

トマト … 1個
もずく酢 … 1パック

【作り方】

トマトをざく切りにし、もずく酢と混ぜ合わせる。

> トマトは肝臓のはたらきをよくし、シミ・そばかすの改善に役立ちます。トマトに含まれるリコピンに美白効果あり。

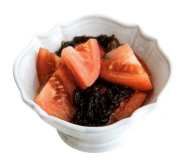

PART2 シミ・そばかす・日焼け

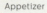

BEAUTY Trouble

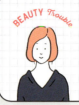

髪のパサつき

体内に水分や血が不足すると、髪のパサつきの原因になります。毛先まで健康的なつや髪を作るお酒＆おつまみをご紹介します。

Appetizer
ズッキーニステーキ

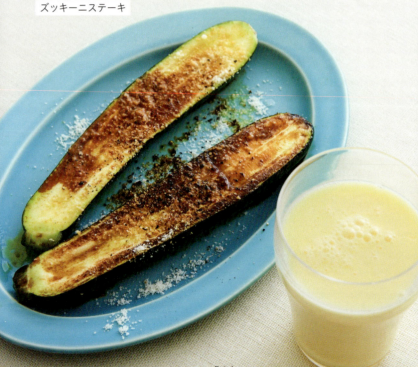

Drink
オレンジ豆乳焼酎

Base Drink
焼酎

オレンジ豆乳焼酎

血を補ってくれる豆乳は、髪や肌にうるおいを与えます。オレンジジュースにもうるおい効果があり、美髪をサポート。

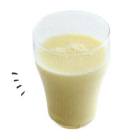

【材料】1杯分
焼酎 … 1/4カップ
豆乳・オレンジジュース
　… 各1/4カップ

【作り方】
グラスにすべての材料を入れて混ぜる。

ズッキーニステーキ

【材料】1人分
ズッキーニ … 1本
サラダ油 … 小さじ2
A ┌ 醤油 … 小さじ2
　│ 酢 … 小さじ1
　└ こしょう … 少々
粉チーズ … 適量

【作り方】
1　ズッキーニは縦半分に切る。
2　フライパンにサラダ油を熱し、1を入れて両面焼き、Aを入れてからめ、皿に盛り、粉チーズをふる。

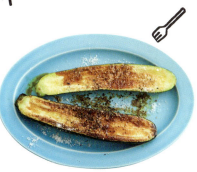

血を補うチーズは髪のパサつきが気になるときに。ズッキーニには、髪の新陳代謝を促進するβ-カロテンが含まれています。

PART2　髪のパサつき

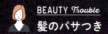
BEAUTY Trouble
髪のパサつき

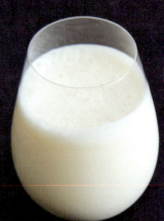

Drink
ミルクビール

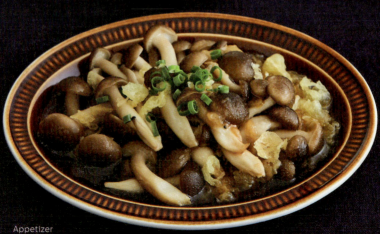

Appetizer
揚げ玉しめじ

Base Drink
ビール

ミルクビール

牛乳には体の内側に水分を生み出すはたらきがあり、髪のパサつきや肌のカサカサを改善してくれます。

【材料】1杯分

ビール … 1/2カップ
牛乳 … 1/2カップ

【作り方】

グラスに牛乳を入れ、ビールを注ぐ。

揚げ玉しめじ

【材料】1人分

しめじ … 1パック
サラダ油 … 小さじ2
めんつゆ … 小さじ2
揚げ玉 … 1/4カップ
水 … 大さじ2
小ねぎ … 適量

【作り方】

1. しめじは石づきを切り、ほぐす。
2. フライパンにサラダ油を熱し、1を炒め、めんつゆ、揚げ玉、水を入れてからめる。小口切りにした小ねぎを散らす。

揚げ玉の代わりにツナを入れたり、豚肉やほうれん草、にんじん、黒ごまを足すのもおすすめ。

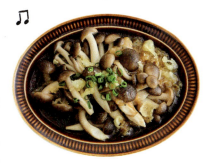

―― COLUMN ――

ちょい足しできる**スパイス&ハーブ**

お酒や料理に入れるだけで、欲しい効果をプラスできる食材をご紹介。

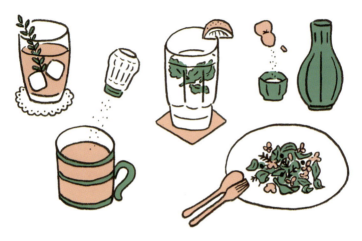

ローズマリーなどのかためのハーブはお酒に挿して。ディルやバジルなどのやわらかいハーブはお酒に入れてつぶしながら飲んだり、サラダに入れたりするのがおすすめ。粉末のスパイスは手軽にちょい足しできるので便利です。

spices

●ターメリック
肝臓のはたらきを高めたり、うつうつとした気分をときほぐしてくれます。

●シナモン
体を温めて冷えを解消。冷えからくる腹痛や下痢、生理痛やPMSにも効果あり。

●さんしょう
体を温めて冷えを解消させるほか、胃腸の調子を整えて消化を促進してくれます。

●唐辛子
温め効果が強く、血の巡りをよくして肩こりを改善。気持ちを上向きにする効果も。

herbs

●レモングラス
胃腸を整え、腸に溜まったガスをスッキリさせてくれます。ストレスの緩和にも。

●ローズマリー
エネルギー（気）の巡りをよくして疲労感を改善。記憶力や集中力も向上させます。

●ディル
消化促進効果があり、胃もたれを改善。リラックス効果があり安眠をもたらします。

●バジル
胃腸の調子を整え、消化を促進します。不安感やイライラも改善させます。

[PART3]
MIND
Condition
心の不調に

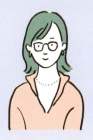

わけもなくイライラしたり、疲れているのに眠れなかったり、そんな日が続くときは心の疲れが溜まっているのかもしれません。気持ちを穏やかにしてくれるお酒とおつまみで心からリラックスしましょう。

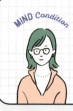

不眠

MIND Condition

眠れない、眠りが浅いという睡眠の悩み。イライラや緊張を抑え、リラックスさせてくれる食材でやさしく解消していきましょう。

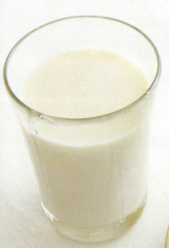

Drink
ホットハニーミルクウイスキー

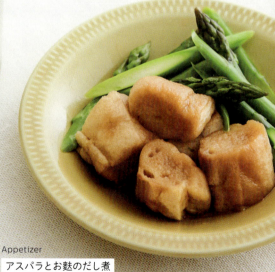

Appetizer
アスパラとお麩のだし煮

Base Drink
ウイスキー

ホットハニーミルクウイスキー

牛乳は心にはたらきかけ、過労や緊張、考えすぎ、胃の不調が原因の不眠の緩和に効果を発揮します。

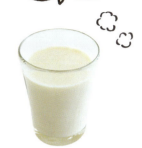

【材料】1杯分
ウイスキー … 1/4カップ
はちみつ … 大さじ1
牛乳 … 1/2カップ

【作り方】
カップにはちみつと牛乳を入れて電子レンジで1分加熱し、ウイスキーを加えて混ぜる。

アスパラとお麩のだし煮

アスパラに含まれるギャバには鎮静効果やストレス抑制効果があり、アスパラギン酸には疲労回復や安眠効果があります。

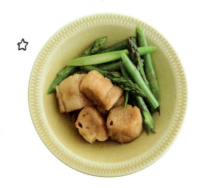

【材料】1人分
アスパラガス … 1束（3本）

A
- 顆粒だし … 小さじ1/2
- 醤油 … 小さじ2
- みりん … 大さじ1
- 水 … 1/2カップ

おつゆ麩 … 1つかみ

【作り方】
1. アスパラガスは根元を5mm切り落とし、斜め切りにする。
2. A、麩を鍋に入れて火にかけ、沸騰したら*1*を入れて煮る。

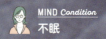

MIND *Condition*
不眠

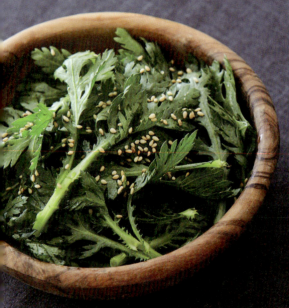

Appetizer
春菊サラダ

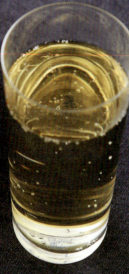

Drink
スパークリングカモミール

> ノンカフェインのカモミールティーは気の巡りをよくして血を補い、緊張をやわらげて不眠解消をサポートします。

Base Drink
白ワイン

スパークリングカモミール

【材料】1杯分
白ワイン … 1/2カップ
カモミールのティーバッグ … 1袋
炭酸水 … 1本(500mlのペットボトル)

【作り方】
1. ペットボトルから少し炭酸水を出し、ティーバッグを入れ、フタを閉めて冷蔵庫で20分以上おく。
2. グラスに白ワインを注ぎ、*1*を1/2カップ入れる。

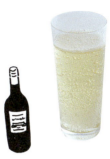

春菊サラダ

【材料】1人分
春菊 … 1/2束
A ┌ ごま油 … 小さじ2
  │ 塩 … 1つまみ
  └ レモン汁 … 小さじ1
白ごま … 少々

【作り方】
1. 春菊は葉先をつみ、茎は斜め薄切りにして器に盛る。
2. *1*にAを混ぜてかけ、ごまをふる。

> 春菊は肝の熱を冷まして心を安定させてくれます。ごまに含まれるトリプトファンは睡眠ホルモンの分泌に関係。

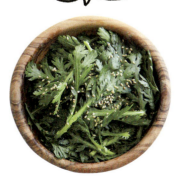

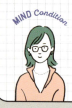

イライラ

MIND Condition

理由もなくイライラしたり、些細なことで怒ってしまったりすることが続く場合は、気持ちを鎮め、気分をリフレッシュさせる食材を試してみましょう。

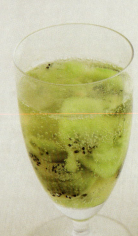

Drink
キウイハイボール

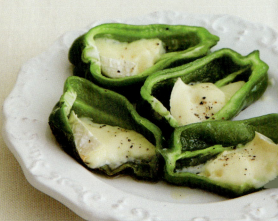

Appetizer
ピーマンとカマンベール

Base Drink
ハイボール

キウイハイボール

> キウイフルーツは体の余分な熱を冷ましてのぼせを沈め、イライラを緩和してくれるはたらきがあります。

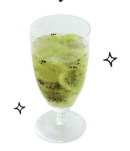

【材料】1杯分

ハイボール … 1缶
キウイフルーツ … 1個

【作り方】

グラスに氷を入れる。キウイフルーツを半分に切って実をスプーンですくって入れ、ハイボールを注ぐ。

ピーマンとカマンベール

【材料】1人分

カマンベールチーズ
　… 2個（1個18g）
ピーマン … 2個
塩 … 少々
サラダ油 … 小さじ2
こしょう … 少々

【作り方】

1　チーズを半分に切る。ピーマンは半分に切って種を取り、塩少々をふってチーズをのせる。

2　サラダ油を熱したフライパンに**1**を入れ、フタをして中弱火で5分焼く。仕上げにこしょうをふる。

> 血流をよくしてくれるピーマンは、イライラした気分を穏やかに鎮めてくれます。ゆううつなときにもおすすめ。

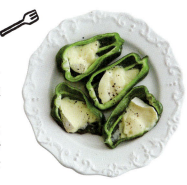

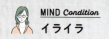

MIND *Condition*
イライラ

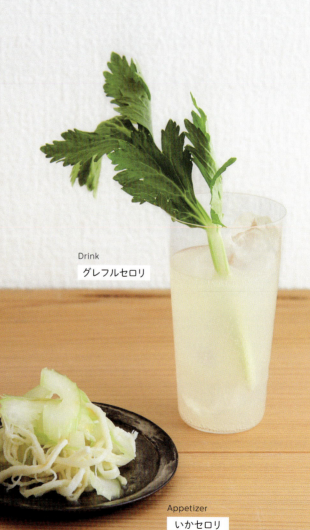

Drink
グレフルセロリ

Appetizer
いかセロリ

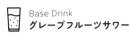

Base Drink
グレープフルーツサワー

グレフルセロリ

> グレープフルーツのさわやかな香りは気(エネルギー)の巡りをよくし、心を落ち着かせてイライラを沈めます。

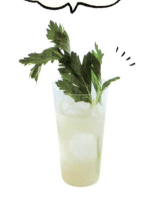

【材料】1杯分

グレープフルーツサワー … 1缶
セロリ … 少々

【作り方】

グラスに氷を入れてサワーを注ぎ、セロリを挿す。セロリを食べながら飲む。

いかセロリ

【材料】1人分

セロリ … 1/2本
さきいか … 1つかみ
A [ごま油・水 … 各小さじ1
    塩 … 1つまみ]

【作り方】

セロリは薄切りにしてポリ袋に入れ、さきいか、Aを加えてもむ。

> いかは血を補い、生理前のイライラを改善します。セロリは気の高ぶりによるイライラやのぼせに効果的です。

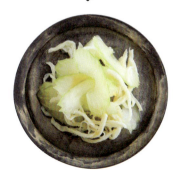

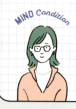

うつうつ・不安

MIND Condition

不安で気持ちが落ち着かないときは、血や気(エネルギー)を補い、巡りをよくしてくれる食材や、気持ちを持ち上げてくれる食材を取り入れてみましょう。

Appetizer

ひじきとはんぺん

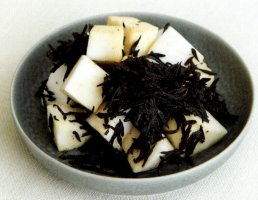

Drink

緑茶梅酒

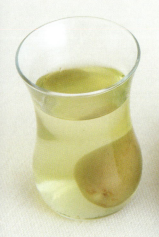

Base Drink
梅酒

緑茶梅酒

> 不安感を解消し、気分を落ち着けてくれる緑茶。冷えが気になるときはホットにするのがおすすめです。

【材料】1杯分

梅酒 … 1/4カップ

緑茶 … 1/4カップ

【作り方】

材料をグラスに入れ、混ぜる。あれば梅酒の梅も加える。

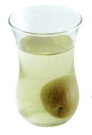

PART3 うつうつ・不安

ひじきとはんぺん

【材料】1人分

乾燥ひじき … 大さじ1

水 … 大さじ2

醤油 … 小さじ1

はんぺん … 1枚

【作り方】

1 ひじき、水、醤油を耐熱容器に入れ、ラップをして電子レンジで1分加熱する。

2 はんぺんは1cm角に切り、*1*と和える。

> ひじきは血を補い、腎にはたらきかけて生理前の気分の落ち込みや集中力低下、無気力の改善をサポートします。

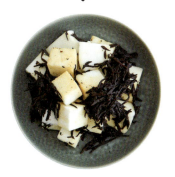

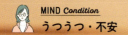

MIND Condition
うつうつ・不安

Appetizer
レバーウスターソース煮

Drink
ミントビール

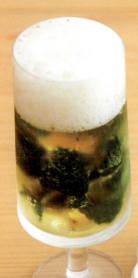
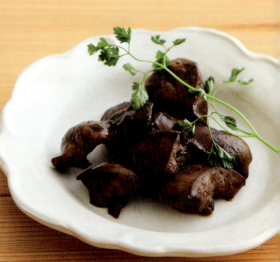

PART3 うつうつ・不安

Base Drink
ビール

ミントビール

【材料】1杯分

ビール … 1/2缶

ミント … 2枝

【作り方】

グラスにミントの葉を入れてスプーンでつぶし、ビールを注ぐ。

> ミントは気（エネルギー）の巡りをよくし、精神的な緊張をやわらげてくれます。香りにはリフレッシュ効果あり。

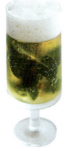

レバー
ウスターソース煮

【材料】1人分

鶏レバー … 150g

A ┌ ウスターソース … 大さじ1
　└ 水 … 1/4カップ

【作り方】

1 鶏レバーは、食べやすく切ってペーパータオルで水気を拭く。

2 鍋にA、*1*を入れて火にかけ、煮立ったら弱火にし、ときどき混ぜながら10分ほど煮る。あればセルフィーユを添える。

> レバーは肝機能を回復させて血液を蓄え、血流をよくしてくれるはたらきがあり、気分の落ち込みに効果的です。

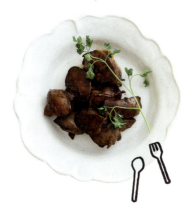

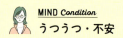

MIND Condition
うつうつ・不安

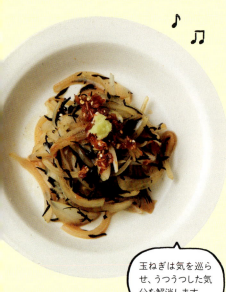

玉ねぎは気を巡らせ、うつうつした気分を解消します。

Appetizer Recipe01

しょうがラー油ひじき

【材料】1人分

乾燥ひじき … 大さじ1

A ┌ 酢 … 小さじ1
　│ 醤油 … 小さじ2
　└ 水 … 大さじ1

玉ねぎ … 1/2個

B ┌ おろししょうが・おかず
　└ ラー油 … 各少々

【作り方】

乾燥ひじき、Aを耐熱容器に入れ、薄切りにした玉ねぎをのせてラップをし、電子レンジで2分加熱する。混ぜ合わせ、Bをかける。

Appetizer Recipe02

冷凍小松菜の野沢菜漬け風

小松菜はだるいときや気分が落ち込むときに効果的です。

【材料】1人分

小松菜 … 1/2束
塩 … 小さじ1/2

【作り方】

小松菜は4cm長さに切ってラップにのせ、塩をふって包み、2時間以上冷凍庫に入れる。水をくぐらせて解凍し、水気を絞る。

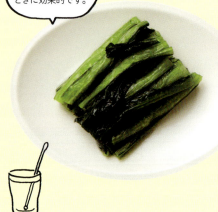

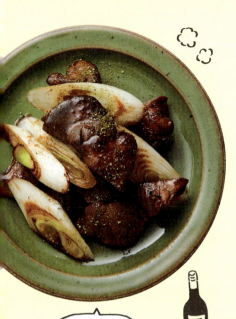

> 血を補ってくれるレバーは、心の安定にも関わっています。

Appetizer Recipe03

ねぎレバー炒め

【材料】1人分

鶏レバー … 150g

長ねぎ … 1/2本

サラダ油 … 小さじ2

A [醤油・みりん … 各小さじ2

【作り方】

1 鶏レバーは食べやすく切ってペーパータオルで水気を拭く。長ねぎは斜め切りにする。

2 フライパンにサラダ油を熱し、レバーを入れて3分炒め、Aを入れ、長ねぎを入れてさっと炒める。

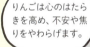

> りんごは心のはたらきを高め、不安や焦りをやわらげます。

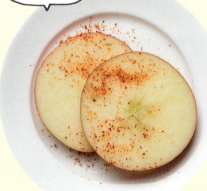

Appetizer Recipe04

七味塩りんご

【材料】1人分

りんご（1cmの輪切り）
　… 2枚

塩・七味 … 各適量

【作り方】

りんごを皿に盛り、塩・七味をふる。

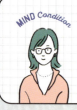

気力がわかない

やらなければならないことがあるのにやる気が出ないというときは、気(エネルギー)の巡りをよくして、やる気をチャージしてくれる食材を積極的に摂りましょう。

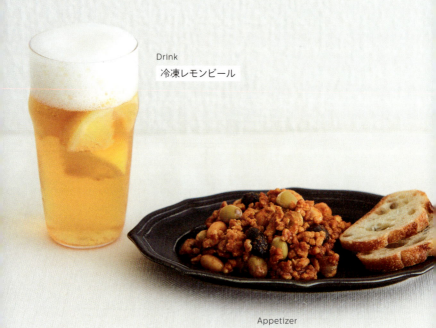

Drink
冷凍レモンビール

Appetizer
キーマビーンズ

> レモンには気(エネルギー)の流れをスムーズにするはたらきがあり、気分をすっきりさせてやる気を促進してくれます。

Base Drink
ビール

冷凍レモンビール

【材料】1杯分

ビール … 1缶

レモン … 1/2個

【作り方】

1. レモンはくし形切りにしてラップに包み、2時間以上冷凍する。
2. グラスに*1*を入れ、ビールを注ぐ。

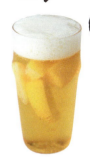

キーマビーンズ

> ひよこ豆、金時豆、えんどう豆は、心と体の不調を改善し、ネガティブ思考や気分のムラをなくして前向きにしてくれます。

【材料】1人分

サラダ油 … 小さじ1

豚ひき肉 … 100g

A
- カレー粉 … 小さじ1
- おろしにんにく … 少々
- ケチャップ … 大さじ1
- 塩 … 1つまみ

ミックスビーンズ … 1袋

【作り方】

フライパンにサラダ油を熱してひき肉を炒め、**A**、ミックスビーンズを加えて炒め合わせる。あればフランスパンを添える。

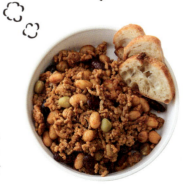

PART3 気力がわかない

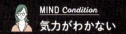
MIND *Condition*
気力がわかない

Drink
甘酒レモンビール

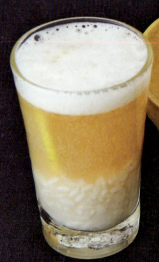

Appetizer
うずら卵のマヨグルトソース

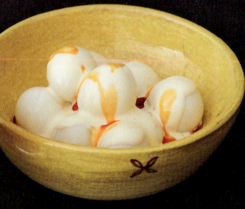

Base Drink
ビール

甘酒レモンビール

> 甘酒は気(エネルギー)を補って巡らせ、元気がないときや、イライラなどの改善に効果があります。

【材料】1杯分

ビール … 1/2缶

甘酒 … 1/4カップ

レモンの薄切り … 1枚

【作り方】

グラスに甘酒、ビール、レモンの薄切りを入れ、軽く混ぜる。

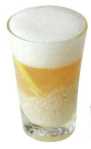

うずら卵のマヨグルトソース

> うずらの卵は血を補い、内臓のはたらきを助ける効果があり、気力を高めてやる気を起こさせてくれます。

【材料】1人分

マヨネーズ … 大さじ3

ヨーグルト … 大さじ1

うずら卵水煮 … 1パック(10個)

ラー油 … 少々

【作り方】

ボウルにマヨネーズとヨーグルトを入れて混ぜ、水気を切ったうずら卵を入れて和え、ラー油をかける。

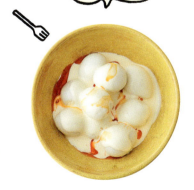

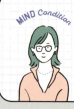

ストレス

MIND Condition

仕事や人間関係、家族の悩みなど、ストレスを抱えている人は多いはず。ストレスを溜めすぎると体の不調にもつながります。日頃からケアするように心がけましょう。

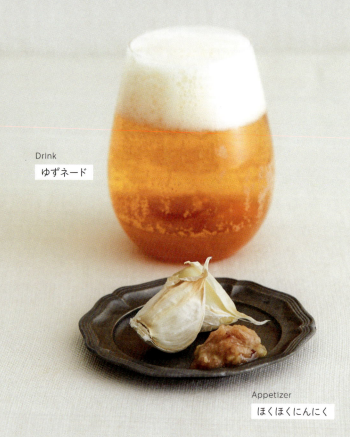

Drink
ゆずネード

Appetizer
ほくほくにんにく

Base Drink
ビール

ゆずネード

> ゆずには気（エネルギー）の巡りをよくして緊張やストレスをやわらげてくれる効果があります。二日酔いの予防も。

【材料】1杯分

ビール … 1/2缶

ゆず茶 … 大さじ1

【作り方】

グラスにゆず茶を入れてビールを注ぐ。

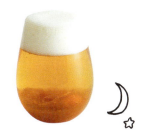

ほくほくにんにく

【材料】1人分

にんにく … 2片

A ｜ かつお節 … 1パック（2g）
　｜ 味噌 … 大さじ1
　｜ みりん … 小さじ1

【作り方】

にんにくは薄皮をつけたまま、濡らして絞ったペーパータオル、ラップを重ねて包み、電子レンジで1分加熱する。Aを混ぜ合わせて添える。

> 体を温めるはたらきのあるにんにくは、ストレスを解消させ、気分の落ち込みをやわらげてくれます。

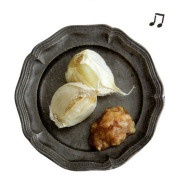

Drink
アールグレイヴァンショー

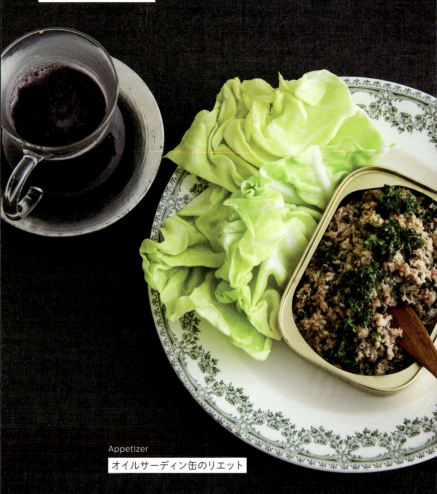

Appetizer
オイルサーディン缶のリエット

> アールグレイティーの香りに使われるベルガモットには、心を穏やかにし、リフレッシュさせる効果があります。

Base Drink
赤ワイン

アールグレイヴァンショー

【材料】1杯分

赤ワイン … 1カップ
アールグレイのティーバッグ … 1袋
はちみつ … 小さじ2

【作り方】

小鍋に赤ワイン、ティーバッグ、はちみつを入れて弱火にかけ、温める。

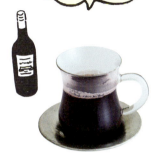

オイルサーディン缶のリエット

【材料】1人分

オイルサーディン缶 … 1缶
レモン汁 … 小さじ1
塩・こしょう … 各少々
パセリ(みじん切り) … 1枝分
キャベツ … 適量

【作り方】

ボウルにオイルサーディン、レモン汁、塩、こしょうを入れてフォークでつぶし混ぜ、パセリを入れ、混ぜ合わせる。ちぎったキャベツを添える。

> いわしは胃腸の調子を整え、エネルギー不足による疲れや眠れないなどの不調を改善してくれるはたらきがあります。

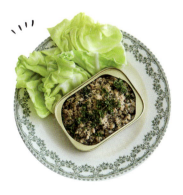

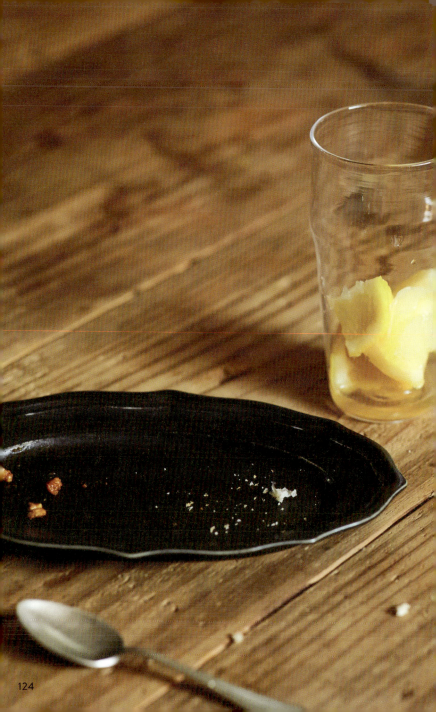

体調や気分に合わせたお酒とおつまみはいかがでしたか？
少しでも元気になれたり、リラックスできたり。
ささやかかもしれませんが、
毎日のそんな時間が自分を大切にすることにつながります。

疲れて帰った日だからこそ、心や体をいたわってほしい。
明日もまた元気に仕事をし、
そしておいしいお酒とおつまみを楽しむために。
本書を家飲みのお供にしていただけたら幸いです。

今日も、ごちそうさまでした。

ALCOHOL INDEX
アルコールインデックス

▶赤ワイン
ホットワイン 30
赤ワインオレンジエード 46
ブルーベリーフィズ 78
アールグレイヴァンショー 122

▶ウイスキー
ウイスキーの葛湯風 22
ホットウーロンウイスキー 84
ホットハニーミルクウイスキー ... 102

▶梅酒
緑茶梅酒 110

▶グレープフルーツサワー
パセリハイ 38
グレフルセロリ 108

▶焼酎
アーモンドミルクハイ 28
クラッシュジュレ 32
紅茶プルーン 50
ブラッディ・マリー 74
ジンジャー・ジンジャー 90
オレンジ豆乳焼酎 96

▶白ワイン
梅干しキール 14
バナナシナモン 44
はちみつレモンワイン 48
ハイビスカスヨーグルトワイン ... 56
セミドライしょうがワイン 82
スパークリングカモミール 104

▶チューハイ
トマトハイ 64
パクチーモヒート 88

▶日本酒
カカオ日本酒 20
赤しそ梅酒 24
日本酒七味 40
黒ごま豆乳酒 54
りんごの日本酒ソーダ 76
ベリースパークリング 94

▶ハイボール
ぶどうハイボール 12
みょうがハイボール 52
ミントジュレップ 60

なんちゃってビムス 62
いちごジャムハイボール 92
キウイハイボール 106

▶ビール
アボカドスムージー 18
りんごビール 26
ブルーベリー・ハイジ 34
キャロットアイ 36
桃ビール 42
ミルクビール 98
ミントビール 112
冷凍レモンビール 116
甘酒レモンビール 118
ゆずネード 120

▶レモンサワー
しそモヒート 58
レモンヨーグルトサワー 72

FOOD INDEX
食材インデックス

【野菜類】

▶アスパラガス
焼きアスパラのごまよごし 60
アスパラとお麩のだし煮 102

▶アボカド
アボカドスムージー 18
アボカドのごまソース 78

▶えのきだけ
カレーウスターえのき 86

▶オクラ
オクラヨーグルト味噌 87

▶かぼちゃ
塩バターかぼちゃ 16

▶キャベツ
ごまと昆布の目玉焼き 14
温コールスロー 32
オイルサーディン缶のリエット ... 122

▶きゅうり
なんちゃってビムス 62

▶クレソン
さばとクレソンのカレーシーザー
　　ドレッシングサラダ 50

▶小ねぎ
肉すい 12
ねぎじゃが 30
たらこのムッチ 81

▶小松菜
冷凍小松菜の野沢菜漬け風 114

▶しそ
しそモヒート 58

▶しめじ
揚げ玉しめじ 98

▶じゃがいも
ねぎじゃが 30

▶春菊
春菊サラダ 104

▶しょうが
スパイスティー 67
セミドライしょうがワイン 82
ジンジャー・ジンジャー 90
しょうがラー油ひじき 114

▶ズッキーニ
ズッキーニステーキ 96

▶スプラウト
芽とらっきょうのサラダ 40

▶セロリ
セロリおかかレモン 34
グレフルセロリ 108
いかセロリ 108

▶玉ねぎ
まぐろのポキ 24
丸ごと玉ねぎ 26
しょうがラー油ひじき 114

▶チンゲン菜
ウーロン常夜鍋 87

▶豆苗
豆苗しらす蒸し 28

▶トマト
トマトもずく 94

▶長ねぎ
ねぎと桜えびのレンジ蒸し 22
ねぎレバー炒め 115

▶なす
なすのトルコ風 46

▶にら
じゃこ天のにら醤油がけ 76

▶にんじん
キャロットアイ ……………………… 36
梅醤油にんじん ……………………… 36
ピーラーにんじんの
　おぼろ昆布サラダ ……………… 42

▶にんにく
レタスと豚肉の煮物 ……………… 92
ほくほくにんにく …………………120

▶白菜
白菜の韓国風そぼろサラダ …… 69

▶パクチー
パクチーモヒート ………………… 88

▶パセリ
パセリハイ …………………………… 38
鮭と焼きパセリ ……………………… 52
オイルサーディン缶のリエット … 122

▶パプリカ
鮭フレークのリエット ……………… 86

▶ピーマン
鮭フレークのリエット ……………… 86
ピーマンとカマンベール …………106

▶ほうれん草
ツナほうれん草 ……………………… 56
ほうれん草キッシュ ………………… 72

▶まいたけ
焼きまいたけのわさび酢がけ … 58
おでん ………………………………… 84

▶水菜
いか刺しの赤しそ和え …………… 82

▶三つ葉
三つ葉のアンチョビサラダ …… 80

▶ミニトマト
トマトハイ …………………………… 64
ミニトマトのグレフルマリネ …… 68
豆腐ステーキ ……………………… 74

▶みょうが
みょうがハイボール ………………… 52

▶ミント
ミントジュレップ …………………… 60
ティーモヒート ……………………… 67
ミントビール …………………………112

▶紫玉ねぎ
焼きししゃも南蛮 ………………… 81

▶もやし
もやし豆乳スープ ………………… 69

▶レタス
レタスと豚肉の煮物 ……………… 92

【フルーツ】

▶オレンジ
赤ワインオレンジエード ………… 46

▶キウイフルーツ
キウイハイボール …………………106

▶グレープフルーツ
ミニトマトのグレフルマリネ …… 68

▶バナナ
バナナシナモン ……………………… 44

▶ぶどう（冷凍）
ぶどうハイボール …………………… 12

▶ミックスベリー（冷凍）
ベリースパークリング ……………… 94

▶りんご
りんごビール ………………………… 26
りんごもずく ………………………… 68
りんごの日本酒ソーダ …………… 76
七味塩りんご ………………………115

【肉類・肉加工品】

▶牛切り落とし肉
肉すい ………………………………… 12

▶鶏レバー
レバーウスターソース煮 ………112
ねぎレバー炒め ……………………115

▶ハム
温コールスロー ……………………… 32

▶豚切り落とし肉
ウーロン常夜鍋 ……………………… 87
レタスと豚肉の煮物 ……………… 92

▶豚ひき肉
白菜の韓国風そぼろサラダ …… 69
キーマビーンズ ……………………116

【魚介類】

▶いか刺身
いか刺しの赤しそ和え …………… 82

▶鮭
鮭と焼きパセリ ……………………… 52

▶ししゃも
焼きししゃも南蛮 ………………… 81

▶しらす干し
豆苗しらす蒸し ……………………… 28

▶たらこ
たらこのムッチ ……………………… 81

▶まぐろ刺身
まぐろのポキ ………………………… 24

【卵】

▶うずら卵
うずら卵のマヨグルトソース … 118

▶卵
ごまと昆布の目玉焼き …………… 14
辛うま味玉 …………………………… 17
ゆで卵のレモンチーズソース … 17
焼き納豆 ……………………………… 38
ほうれん草キッシュ ………………… 72

【大豆加工品】

▶厚揚げ
おでん ………………………………… 84

▶豆腐
コーンの白和え ……………………… 62
豆腐ステーキ ……………………… 74

▶納豆
焼き納豆 ……………………………… 38

【缶詰・瓶詰】

▶アンチョビ
三つ葉のアンチョビサラダ …… 80

▶オイルサーディン缶
オイルサーディン缶のリエット … 122

▶コーン缶
コーンの白和え ……………………… 62
磯辺コーン …………………………… 90

▶鮭フレーク
鮭フレークのリエット ……………… 86

▶さば水煮缶
さばとクレソンのカレーシーザー
　ドレッシングサラダ …………… 50

▶ツナ缶
ツナほうれん草 ……………………… 56

▶パイナップル（缶詰）
焼きパイン …………………………… 64

▶桃（缶詰）
桃ビール ……………………………… 42

127

撮影	澤木央子	
デザイン	菅谷真理子、髙橋朱里（マルサンカク）	
編集協力	明道聡子（リブラ舎）	
料理補助	水嶋千恵　金城陽子	
イラスト	くぼあやこ	
校正	東京出版サービスセンター	
編集	森 摩耶（ワニブックス）	

【参考文献】
『現代の食卓に生かす「食物性味表」
―薬膳ハンドブック』
日本中医食養学会　編纂
国立北京中医薬大学日本校・
仙頭正四郎　監修
（日本中医食養学会）

ちょい足し薬膳でおいしく心と体をいたわる
おくすり晩酌

著　者　大友育美

2019年6月21日　初版発行

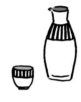

発行者　横内正昭
編集人　青柳有紀
発行所　株式会社ワニブックス
　　　　〒150-8482
　　　　東京都渋谷区恵比寿 4-4-9　えびす大黒ビル
　　　　電話　03-5449-2711（代表）
　　　　　　　03-5449-2716（編集部）
　　　　ワニブックスHP　http://www.wani.co.jp/
　　　　WANI BOOKOUT　http://www.wanibookout.com/

印刷所　大日本印刷株式会社
製本所　ナショナル製本

【ご家庭でお酒を作るときの注意点】
ご家庭でお酒を作るときは、下記を必ずお守りください。

- 本書のレシピで作ったお酒は自らが消費するためのものであり、その他の人にふるまったり、販売することは禁止されています。
- 本書のレシピは消費の直前に混和することを前提としており、自家醸造（漬け込みや作り置き）は法令により原則として禁止されています。

定価はカバーに表示してあります。落丁本・乱丁本は小社管理部宛にお送りください。送料は小社負担にてお取替えいたします。ただし、古書店等で購入したものに関してはお取替えできません。本書の一部、または全部を無断で複写・複製・転載・公衆送信することは法律で認められた範囲を除いて禁じられています。

© 大友育美 2019
ISBN978-4-8470-9808-6